뇌졸중 발·다리 재활 교과서

YASASHII ZUKAI "KAWAHIRA-HO" HOKO-HEN RAKU NI TACHI,
NAMERAKA NI ARUKU
Supervised by Kazumi KAWAHIRA
© 2025 Kazumi KAWAHIRA
All rights reserved.
Illustration by Minako SATO
Original Japanese edition published by SHOGAKUKAN.
Korean translation rights in Korea arranged with SHOGAKUKAN
through THE SAKAI AGENCY and ENTERS KOREA CO., LTD.

이 책의 한국어판 저작권은 ㈜엔터스코리아를 통해 저작권자와 독점 계약한 보누스출판사에 있습니다.
저작권법에 의하여 보호를 받는 저작물이므로 무단전재와 무단복제를 금합니다.

뇌졸중 발·다리 재활 교과서

누우면 죽고 움직이면 산다

가와히라 가즈미 감수 | 장하나 옮김

보누스

시작하며

보행(걷기)은 기능적으로 보자면 언제든 어디서든 이용 가능한 이동 방식이라 참으로 편리합니다. 또한 두 발로 서서 균형을 잡으며 부드럽게 이동하는 매우 정교한 운동이기도 합니다. 그래서 나이가 들거나 병에 걸려 근력과 균형 능력이 떨어지면 걷기가 어렵고, 걸을 수 있다 하더라도 불안정하여 넘어지기 쉽습니다.

특히 뇌졸중으로 인해 편마비(한쪽마비)가 오면 한쪽 팔다리의 근력이 약해지거나 경직이 발생해 발병 전처럼 자연스러운 보행이 어려워집니다. 그렇다고 보행을 포기할 수는 없습니다. 중요한 것은, 편마비가 왔을 때 정상 보행을 목표로 무리하는 것이 아니라 마비의 정도에 맞춰 안정적이고 편안한 보행을 지향하는 것입니다. '뭐 이 정도는 할 수 있을 거야'라면서 억지로 걸으려고 하다간 넘어져서 마비측(환측) 넓다리뼈목 부위 혹은 위팔뼈가 골절되거나 머리 부위가 충격을 받아 뇌 손상을 입는 큰 부상을 당할 수도 있습니다.

그러므로 편마비 환자의 보행은 첫째, 안전해야 합니다. 넘어지지 않아야 하며, 관절의 변형이나 경직을 악화시키지 않도록 주의해야 합니다. 둘째, 보행 속도가 실용적이어야 합니다. 예를 들어, 너무 느린 걸음은 실용적이라 할 수 없습니다. 셋째, 걸을 때 부자연스러운 동작을 최소화해야 합니다. 걸을 때 몸이나 마비측 다리에 흔들림이 적도록 해야 합니다. 이러한 이러한 보행 능력을 갖기 위해서는 다음과 같아야 합니다.

(1) 건측(비마비쪽, 건강한 쪽) 다리로 서 있을 수 있어야 합니다. (매일 건측 다리의 강화를 위한 반복 기립 훈련 100회 이상)

(2) 건측 다리로 서서 마비측 다리를 안정적으로 내디딜 수 있어야 합니다.

(3) 마비측 다리에 완전히 체중을 실으려고 해서는 안 됩니다.

(4) 하지 보조기나 지팡이를 이용해 원활하게 중심 이동을 합니다.

(5) 촉통반복요법을 통해 마비와 보행 패턴을 개선해야 합니다.

촉통반복요법(가와히라법)은 뇌졸중 발병 후 편마비의 회복을 촉진하는 치료법으로, 현재까지 제기된 치료법 가운데 마비의 회복을 증명하는 몇 안 되는 치료법 중 한 가지입니다. 촉통반복요법의 놀라운 치료 효과는 NHK 스페셜에 관련 내용이 방영되면서 큰

반향을 불러일으켰습니다. 그 후 뇌졸중 후유증을 겪는 많은 분으로부터 촉통반복요법을 처치받고 싶다는 요청을 받았지만 촉통반복요법이 아직 충분히 보급되지 않은 상황입니다. 그래서 저는 그런 분들을 위해 이 책에서 편안하고 안정적인 보행을 습득하는 데 도움이 되는 치료를 소개하려고 합니다.

이 책은 병원뿐만 아니라 가정에서 무리 없이 할 수 있는 손·팔 촉통반복요법과 주의점을 일반인들도 쉽게 알 수 있게 해설한 《뇌졸중 손·팔 재활 교과서》의 후속편이라 할 수 있습니다. 일상생활을 하는 데 매우 중요한 보행에 대한 해설서를 원한다는 많은 분들의 요구에 부응한 책이지요.

하지만 이 책에 나온 대로 실천한다고 해서 즉시 보행이 개선되는 것은 아닙니다. 일단은 넘어지지 않도록 보호자의 도움을 받거나 안정적인 물체를 잡고 보행을 개선하기 위한 기초 훈련이 필요합니다. 그런 다음에 보행 훈련을 단계별로 해나가는 것이 좋습니다.

우리의 목표는 하지 보조기나 지팡이를 사용해 안정적으로 보행하며 마비측 손발의 근육 경직을 예방하면서 활동 범위를 점차 넓혀가는 것입니다.

가와히라 가즈미

차례

시작하며 ·· 4

트레이닝 전에 알아두면 좋은 점 ················· 9

보행의 구성 ·· 10

'2동작' '3동작' 보행의 차이점 ······················· 14

① 지팡이와 마비측 발을 내민다 ················· 16

② 지팡이와 마비측 발을 착지시킨다 ········· 18

③ 건측을 찬다 ··· 20

④ 건측 발을 착지시킨다 ··································· 22

본격적인 트레이닝 ·································· 24

편하게 서기 위한 트레이닝

① 앉아서 상체 숙이기 ······································· 26

② 좌우로 흔들흔들 ··· 28

③ 건측 무릎 들기 ·· 30

④ 한쪽 손에 체중 싣기 ····································· 32

⑤ 발목 잡기 Ⅰ ··· 34

⑥ 발목 잡기 Ⅱ ·· 36

⑦ 엉덩이 들기 ··· 38

⑧ 일어서기 ··· 40

⑨ 서서 균형 잡기 ·· 43

〈편하게 서기 위한 트레이닝〉 체크! ··············· 47

체간을 움직이는 트레이닝

① `촉통` 몸통 돌리기 ·· 48
② `촉통` 골반 끌어당기기 ·· 51
③ 돌아누워 일어나기 ·· 54
④ 뒤로 엉덩이 걷기 ·· 60
⑤ 엉덩이 걷기 ·· 62
<체간을 움직이는 트레이닝> 체크! ································ 63

마비를 개선하는 트레이닝

① `촉통` 엉덩관절 움직이기 ·· 64
② `촉통` 무릎관절 움직이기 ·· 68
③ `촉통` 엉덩관절과 무릎관절 움직이기 ····························· 74
④ `촉통` 발목관절 움직이기 ·· 80
<마비를 개선하는 트레이닝> 체크! ································ 81

걷기 트레이닝

`촉통` 2동작으로 걷기 ·· 82
하지 보조기를 벗었을 때 걷는 방법 ·································· 89
계단 오르내리기 ·· 90
<걷기 트레이닝> 체크! ·· 94

지팡이와 하지 보조기 고르는 법·사용법 ···························· 95

끝마치며 ·· 98

트레이닝의 목표

지팡이와 하지 보조기를 사용하여 혼자서 편안하게 걷기

족통반복요법(가와히라법)에서는 뇌졸중으로 말미암은 편마비 환자에게 지팡이와 하지 보조기를 사용할 것을 추천합니다. 지팡이와 하지 보조기를 사용하지 않으면 '마비 개선이 어렵다, 넘어진다, 하지의 경직이 심해진다, 관절이 변형된다, 보행 속도가 떨어진다, 몸을 흔들면서 걷는 등 걸음걸이가 이상해진다'와 같은 문제점이 생기기 때문입니다. 따라서 지팡이와 하지 보조기를 사용하여 보행에 필요한 동작을 습득하도록 합시다.

족통반복요법 보행편 : 가정용 트레이닝 내용

① 〈트레이닝 전에 알아두면 좋은 점〉(9~23쪽)에서는 보행의 구성, 지팡이와 하지 보조기를 사용한 보행의 구성에 대하여 설명합니다.
② 혼자서 편안하게 걷기 위한 첫걸음은 잘못된 보행의 원인과 대책을 이해하는 것입니다.
③ 〈본격적인 트레이닝〉(24~25쪽)에서는 실제 트레이닝의 개요를 설명합니다.
④ 편안하게 서기 위한 트레이닝(26~47쪽)에서는 매일 하면 좋은 트레이닝을 소개합니다.
⑤ 〈체간을 움직이는 트레이닝〉(48~63쪽)에서는 안정적으로 선 자세에 필요한 체간의 움직임을 촉진하는 프로그램을 소개합니다.
⑥ 〈마비를 개선하는 프로그램〉(64~81쪽)에서는 엉덩관절·무릎관절·발목관절의 움직임을 촉진하는 촉진법을 소개합니다.
⑦ 〈걷기 트레이닝〉(82~94쪽)에서는 '2동작' 보행을 습득하기 위한 촉진법을 소개합니다.
⑧ '체크 페이지'는 트레이닝을 반복할 때 활용하기 바랍니다. 참고로 체크 항목의 순서에 상관없이 할 수 있는 것부터 진행해도 괜찮습니다.
⑨ 〈지팡이와 하지 보장구를 고르는 법·사용법〉(95~97쪽)에서는 보조기 사용의 유용성에 대하여 설명합니다.
⑩ 이 책에서는 마비가 있는 다리를 '마비측 다리(환측 다리)', 마비가 없는 다리를 '건측 다리(비마비측 다리, 건강한 쪽)'라고 부릅니다.
⑪ 이 책에서는 오른쪽 마비를 주로 설명합니다. 특별한 경우가 아닌 이상 왼쪽 마비는 반대라고 생각하면 됩니다.

트레이닝 전에 알아두면 좋은 점

보행의 구성
트레이닝을 시작하기 전에 몸의 어느 부분을 사용해 보행하는지 살펴보세요.

'2동작' 보행과 지팡이를 사용하는 위치
보행 시에는 지팡이와 하지 보조기를 반드시 사용합니다.
안정적으로 서 있을 수 있는 사람에게는 '2동작' 보행을 추천합니다.

넘어지는 사고를 방지하기 위해
넘어지는 사고를 방지하는 것은 모든 보행 훈련에서 가장 중요합니다. 넘어지면 넓다리뼈목 부위가 골절되거나 뇌 손상을 입을 수 있기 때문입니다. 병원에서 치료할 때 치료사가 가장 주의를 기울이는 것은 넘어지는 사고입니다. 더욱이 가정에서 전문 지식이나 기술이 없는 가족이 트레이닝을 실시해야 할 때는 더욱 주의가 필요합니다. 절대 무리하지 않아야 합니다.

전문가에게 상담을
보행 방법이나 보조기·지팡이를 변경할 때는 반드시 전문가(재활의학과 의사, 물리치료사, 작업치료사)의 지시나 조언을 받아야 합니다. 단, 건측 강화나 보조기·지팡이의 사용에 반대하는 전문가의 조언은 추천하지 않습니다.

반드시 보호자와 함께
새로운 보행법이나 보조기·지팡이를 사용한 보행 훈련은 보호자 없이 해서는 안 됩니다.

트레이닝 전에 알아두면 좋은 점
보행의 구성

트레이닝을 시작하기 전에 우선 보행의 구성을 살펴보자. 걸을 때 주로 움직이는 부위는 하지의 '엉덩관절', '무릎관절', '발목관절'과 어깨에서 허리까지에 해당하는 '체간'이 있다. 엉덩관절에서는 굽힘·폄·벌림·모음·안쪽돌림·가쪽돌림이라는 6가지 동작이 일어난다.

서 있을 때 엉덩관절은 '폄'하고, 다리를 들 때는 '굽힘'한다. 또 발을 앞으로 내밀 때는 '굽힘'하고 내디딜 때는 '폄'하며, 발끝이 바깥쪽으로 향하는 움직임(가쪽돌림)과 발끝이 안쪽으로 향하는 움직임(안쪽돌림)을 수시로 조합함으로써 안정적인 보행을 이룬다.

무릎관절은 굽힘·폄을 통해 발을 바닥에서 떼거나 뒤로 차는 동작을 돕고, 착지 시 충격을 완화하는 역할을 담당한다.

발목관절은 발목 부위를 위로 향하는 동작(등쪽굽힘)으로 발끝을 바닥에 끌지 않게 하고, 발끝을 아래로 향하는 움직임(바닥쪽굽힘)을 통해 바닥을 차는 추진력을 얻는 역할을 한다.

마비 증상이 있으면 부드럽게 걸을 수 없다

마비 증상이 있으면 이러한 움직임이 어려워진다. 예를 들어 서 있을 때, 엉덩관절의 폄에 따라 무릎관절의 폄, 발목관절의 굽힘 동작으로 바닥을 딛게 되는데, 마비측 다리는 체중을 신게 되면 경직이 발생한다. 이렇게 되면 관절이 잘 굽혀지지 않아 앞으로 중심 이동을 할 수 없다. 즉 발을 뗄 수 없어서 마비측 다리를 부드럽게 내딛지 못하게 되는 것이다.

지팡이와 하지 보조기를 사용하는 이유

지팡이를 사용하여 건측(건강한 쪽) 다리로 서는 습관을 들이면 체중이 마비측 다리에 실려도 그 즉시 건측으로 옮겨 마비측 발을 편하게 뗄 수 있다. 하지 보조기는 무릎관절과 발목관절의 작용을 보완하여 마비측 발을 내밀 때는 다리를 들어 내밀기 쉽게 하고, 마비측으로 설 때는 과도한 폄을 억제하여 몸을 편안하게 앞으로 나아갈 수 있도록 돕는다.

관절이나 근육은 움직이지 않으면, 시간이 지날수록 굳기 때문에 조기부터 지팡이와 하지 보조기를 사용하여 보행하는 것이 효과적이다.

'체간'의 움직임을 좋게 하는 것도 중요하다. '체간'이란 무거운 머리를 지탱하여 균형을 잡는 몸통 부위를 말한다. 몸통의 움직임이 나쁘면, 잘 때 자세를 바꾸거나 일어날 때 불편할 뿐만 아니라 앉은 자세와 선 자세, 보행도 안정적으로 수행할 수 없다.

보행 시 사용하는 몸의 주요 부위와 움직임

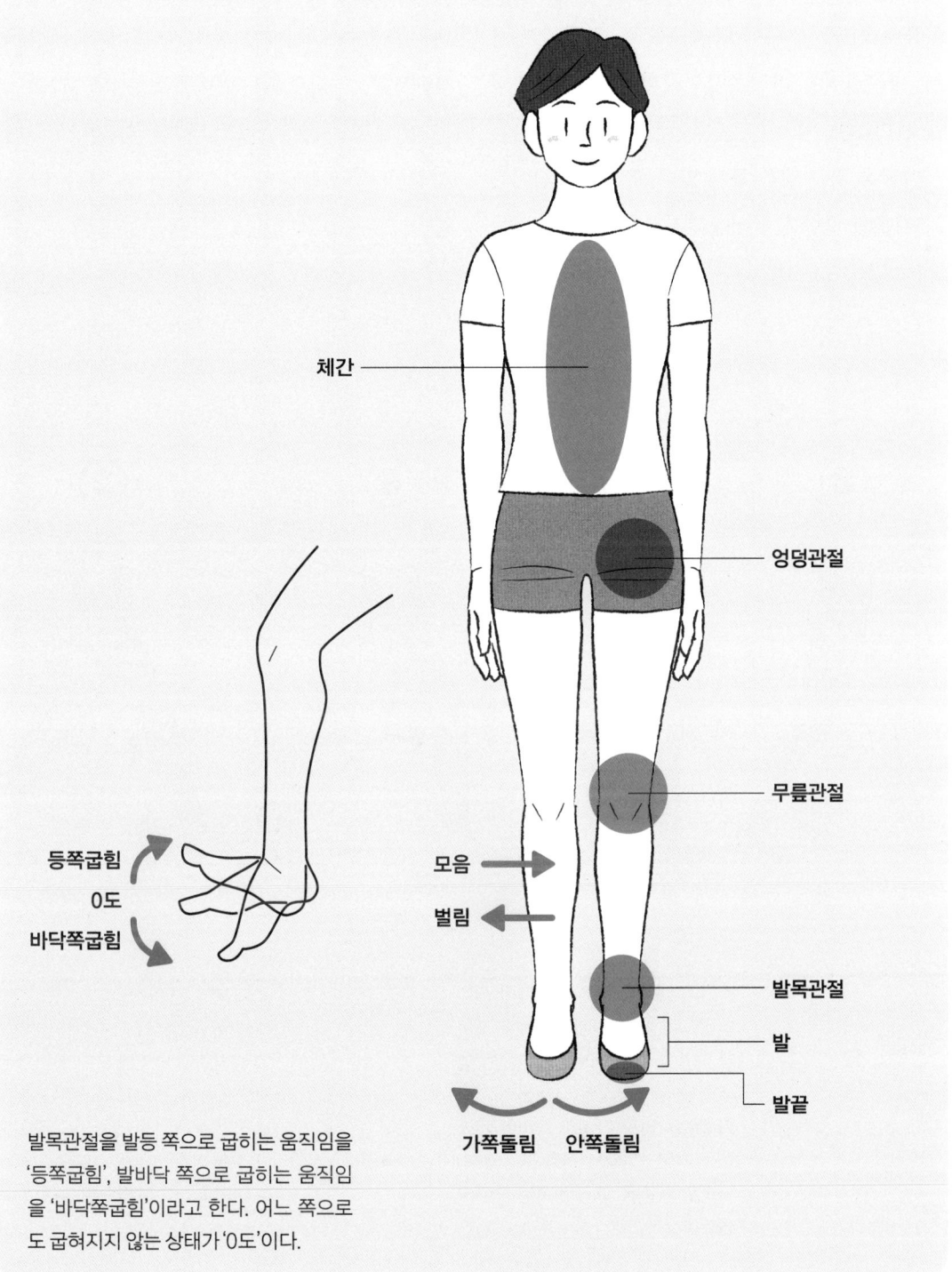

발목관절을 발등 쪽으로 굽히는 움직임을 '등쪽굽힘', 발바닥 쪽으로 굽히는 움직임을 '바닥쪽굽힘'이라고 한다. 어느 쪽으로도 굽혀지지 않는 상태가 '0도'이다.

마비 증상이 없는 경우, 하지는 서 있을 때 맨 오른쪽 그림과 같은 형태(①)가 된다. 엉덩관절과 무릎관절이 모두 '폄'되어 다리 전체가 바닥에 거의 수직으로 뻗어 있다. 보행 시에는 몸을 앞으로 이동시키면서 엉덩관절 폄, 무릎관절 굽힘, 발목관절을 바닥쪽굽힘시켜 발끝으로 바닥을 찬다(②).

바닥을 차는 힘을 통해 발이 채찍처럼 휘어지기 때문에 골반을 끌어올리지 않아도 발이 바닥에서 뜬다(③). 떠 있는 발의 엉덩관절이 더욱 굽힘되면서 발은 앞으로 나아가고, 발목관절이 등쪽굽힘되어 발바닥이 바닥에서 떠 있는 상태를 유지하게 한다(④). 이어서 무릎관절을 펴고 다리를 앞쪽으로 뻗으면서 엉덩관절은 굽힘, 무릎관절은 최대로 폄, 발목관절은 0도(11쪽 참조)인 상태로 발꿈치부터 착지한다(⑤).

발이 바닥에 닿아 있는 구간을 '입각기'라고 한다.

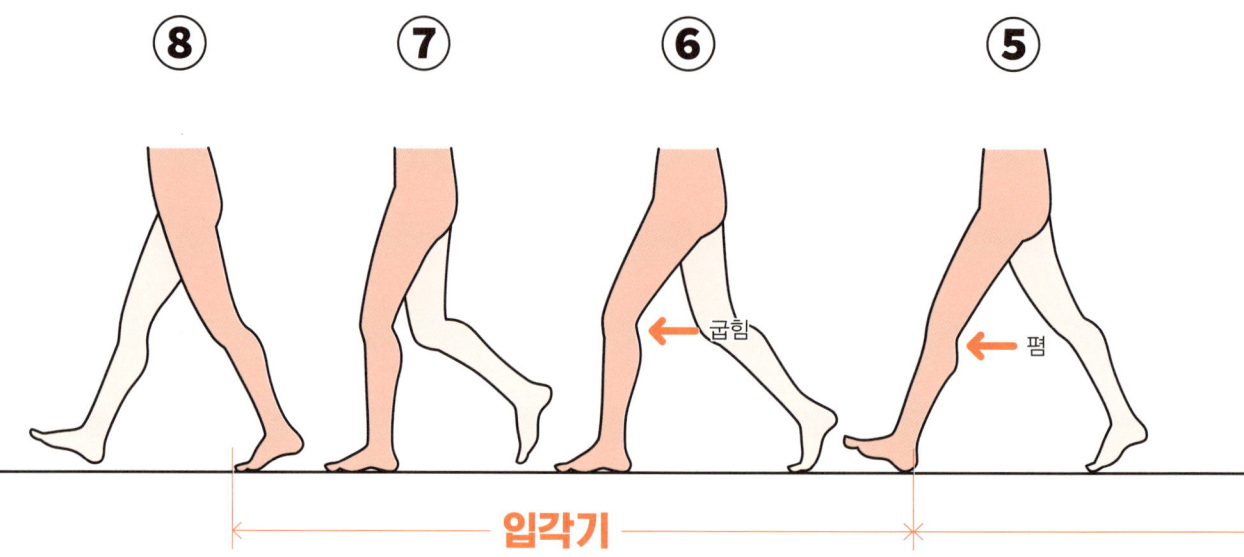

⑦에서 체중은 한쪽 다리에만 실린다. 이때 편마비 환자는 마비측 다리로 체중을 지탱하려고 안간힘을 쓸수록 근육이 경직된다. 이를 방지하기 위해서라도 마비측 다리에 체중이 실리면 그 즉시 건측(건강한 쪽) 다리로 체중을 다시 옮기는 훈련이 필요하다.

⑤와 같이 발목관절이 0도인 상태에서 발꿈치부터 착지하면 발바닥이 발끝까지 바닥에 닿는 동안 몸은 자연스럽게 앞으로 나아간다. 하지 보조기는 착지 시에 바닥쪽굽힘하기 쉬운 발목관절을 0도로 고정하여 마비측 다리를 앞으로 밀어낸다.

발뒤꿈치가 땅에 닿으면 무릎관절은 굽힘, 발목관절은 0도인 상태에서 몸과 무릎이 앞으로 이동한다(⑥). 이때 반대쪽 발은 바닥에서 떨어진 '유각기'에 들어가므로 한쪽 다리로만 체중을 지지하게 된다(⑦). 편마비가 있는 경우 여기서 마비측 발에 체중을 실으면 경직이 발생한다.

반대쪽 발꿈치가 착지할 때 입각기에 있던 발은 다시 바닥을 차며 유각기로 들어간다(⑧).

원래는 양발이 그림처럼 번갈아 움직이지만, 마비측 다리는 그렇지 않다. 따라서 우리의 목표는 하지 관절의 움직임을 좋게 만들고, 지팡이와 하지 보조기의 도움을 받아 편안하고 부드러운 보행을 획득하는 것이다.

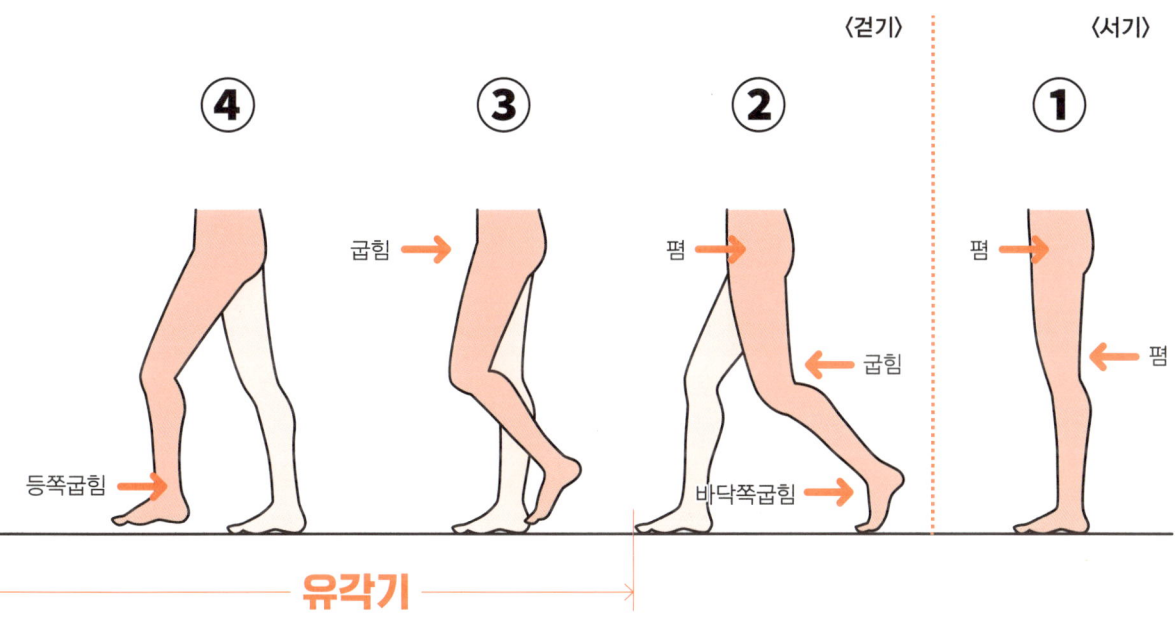

편마비 환자는 ②에서 바닥을 찰 수 없기 때문에 차는 발 측의 골반을 살짝 끌어올리는 방법으로 발을 바닥에서 들어 앞으로 내민다. 골반의 움직임이 원활하지 않으면 다리를 절뚝거리며 넘어지거나 몸을 좌우로 흔들며 걷는 등 걸음걸이가 부자연스러워진다.

트레이닝 전에 알아두면 좋은 점
'2동작' '3동작' 보행의 차이점

오른쪽 마비 보행 시의 '2동작' 보행

'① 지팡이와 거의 동시에(지팡이가 마비측 발보다 조금 빠르다) 마비측 발을 착지시킨다. → ② 즉시 건측(건강한 쪽)으로 차며 착지시킨다'의 반복이다.

지팡이와 거의 동시에 마비측 발을 착지시킨다

건측을 착지시킨다

● 지팡이를 짚는 위치
■ 건측
■ 마비측

꼭 지켜주세요

넘어지는 사고를 방지하기 위해

넘어지는 사고를 방지하는 것은 모든 보행 훈련에서 가장 중요하다. 넘어지면 넙다리뼈목 부위가 골절되거나 뇌 손상을 입을 수 있기 때문이다. 병원에서 치료할 때 치료사가 가장 주의를 기울이는 것은 넘어지는 더욱이 가정에서 전문 지식이나 기술이 없는 가족이 행할 때는 더 주의가 필요하다. 절대 무리해서 하지 말자.

전문가에게 상담을

보행 방법이나 보조기·지팡이를 변경할 때는 반드시 전문가(재활의학과 의사, 물리치료사, 작업치료사)의 지시나 조언을 받아야 한다. 단, 건측 강화나 보조기·지팡이의 사용에 반대하는 전문가의 조언은 추천하지 않는다.

반드시 보호자와 함께

새로운 보행법이나 보조기·지팡이를 사용한 보행 훈련은 보호자 없이 해서는 안 된다.

촉통반복요법에서는 다리에 마비가 남은 사람에게 보행 시, 지팡이와 하지 보조기를 사용할 것, 그리고 '2동작'으로 보행할 것을 권한다.

'3동작' 보행에서는 마비 증상이 두드러진다

재발작으로 양측 마비나 운동실조가 발생해서 있는 자세가 불안정한 환자 중에는 '① 지팡이를 짚는다 → ② 마비측 발을 내밀어 착지시킨다 → ③ 건측을 찬다'와 같은 '3동작' 보행이 적합한 사람도 있다. 하지만 대부분의 환자는 '3동작' 보행 시, 건측으로 서서 마비측 발을 떼는 것을 어려워할 뿐만 아니라 건측으로 차는 힘도 약하다. 그래서 마비측 다리를 당기거나 바깥쪽으로 회전하는 방법으로 걷기 때문에 오히려 보행 능력이 저하되거나 걸음걸이가 부자연스러워지는 것이다.

'3동작' 보행에 익숙해지면 '2동작' 보행이 어려워지기 때문에 특별한 이유가 없는 한 '촉통반복요법'의 재활에서는 처음부터 '2동작'으로 트레이닝을 진행한다.

시선을 조금 앞에 두고 걷는다

시선을 조금 앞에 두어 마비측 다리의 움직임이 시야에 들어오도록 해보자. 그러면 무릎의 경직이 심해지지 않는다. 또한 무릎을 이마에 가까이 댄다는 생각으로 움직이면 마비측 다리를 편안하게 앞으로 내밀 수 있다. '전방을 향해 가슴을 펴고 똑바로 걸으려고 하면' 오히려 경직이 심해지고, 발밑에 주의를 기울이지 못해 발끝을 바닥에 끌게 된다.

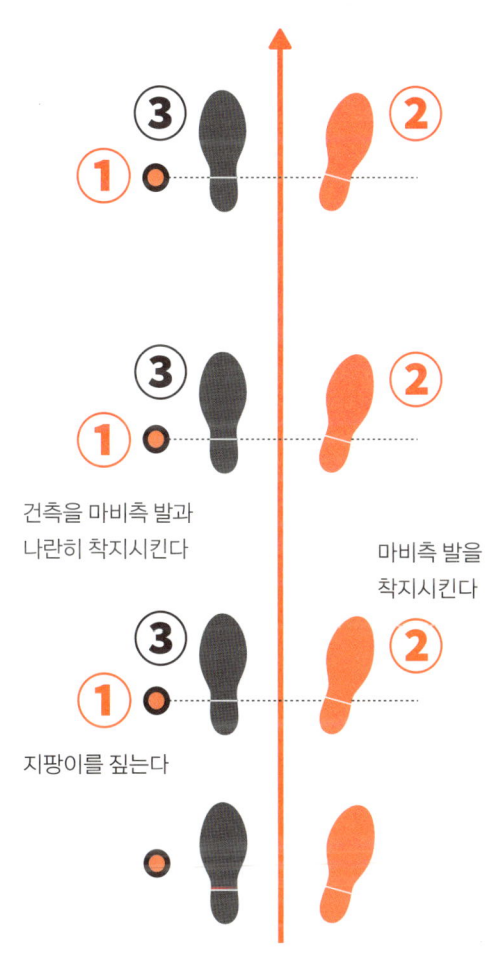

건측을 마비측 발과 나란히 착지시킨다

마비측 발을 착지시킨다

지팡이를 짚는다

오른쪽 마비 보행 시의 '3동작' 보행

'① 지팡이를 짚는다 → ② 마비측 발을 내밀어 착지시킨다 → ③ 건측을 찬다'의 반복이다.

동작이 ①, ②, ③으로 구분되어 몸의 전방 이동이 자연스럽게 이어지지 않는다.

③에서 건측으로 서 있을 때의 입각이 불충분하여 마비측 발을 충분히 뗄 수 없다.

건측으로 차는 힘이 약해질 수 있으므로 특별한 이유가 없는 한 '2동작' 보행을 익히자.

① 지팡이와 마비측 발을 내민다

서 있을 때도 걸을 때도 기본은 '건측(건강한 쪽)으로 서서 즐겁게 트레이닝 한다'이다. '2동작' 보행을 원활하게 수행하기 위한 ①~④의 보행 중 주의 사항과 트레이닝 방법을 **1~8**의 순서로 자세히 소개한다.

우선 건측 다리로 단단히 딛고 서서 지팡이와 마비측 발을 들어 동시에 앞으로 내민다. 머리를 건측 다리 방향으로 가볍게 기울이면 편하게 할 수 있다.

1 마비측 발을 뗀다

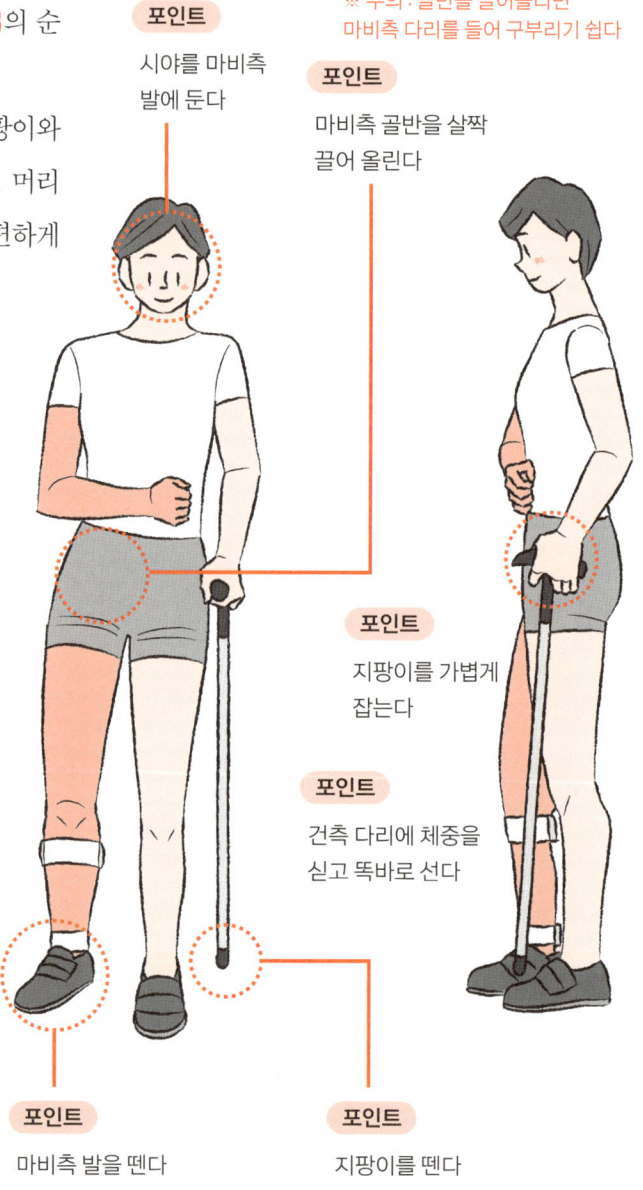

포인트 시야를 마비측 발에 둔다

※ 주의 : 골반을 끌어올리면 마비측 다리를 들어 구부리기 쉽다

포인트 마비측 골반을 살짝 끌어 올린다

포인트 지팡이를 가볍게 잡는다

포인트 건측 다리에 체중을 싣고 똑바로 선다

포인트 마비측 발을 뗀다

포인트 지팡이를 뗀다

지팡이와 발을 옮기는 방법
1~2의 그림에서는 회색 부분의 지팡이와 발의 모습을 설명한다.

- ● 지팡이를 짚는 위치
- ▮ 건측 발을 찬다/착지시키는 위치
- ▮ 마비측 발을 내민다/착지시키는 위치

※ 마비측(우측) 팔다리는 진한 색으로 표시했다.

2 마비측 발을 내민다

포인트
마비측 다리의 무릎을 이마에 가까이 댄다는 생각으로 시선을 둔다

포인트
겨드랑이는 벌리지 않는다

포인트
앞으로 내민다

포인트
착지할 때 마비측 발끝이 지팡이 앞으로 나오도록 내민다

※ 주의 : 지팡이를 크게 흔들면 짚을 때 불안정해지므로 주의한다

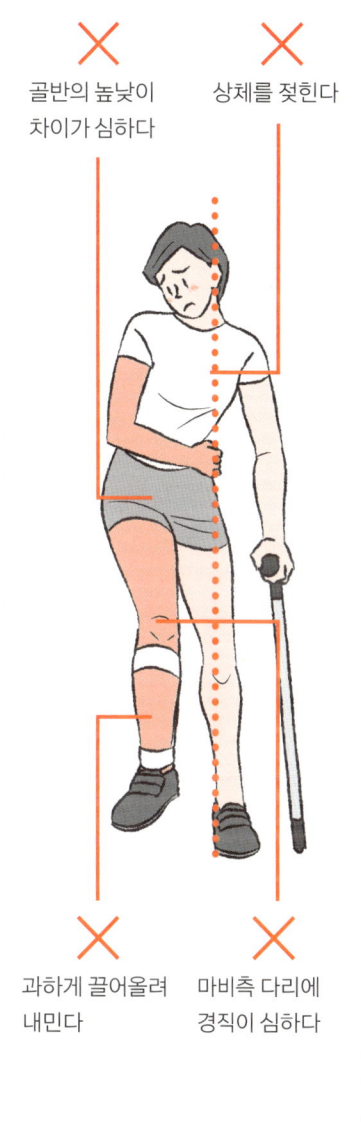

개선 포인트

마비측 다리에 체중이 실려서 경직이 심해지면 체간을 기울여 발을 들고, 체간을 뒤쪽으로 기울여 억지로 앞으로 내밀게 되므로 몸이 크게 흔들리면서 걸음걸이가 불안정해진다.

✕ 골반의 높낮이 차이가 심하다
✕ 상체를 젖힌다
✕ 과하게 끌어올려 내민다
✕ 마비측 다리에 경직이 심하다

※ 특별한 경우가 아니면, 왼쪽 마비는 위 그림과 좌우가 반대라고 생각하면 된다.

② 지팡이와 마비측 발을 착지시킨다

'2동작' 보행에서는 발을 지팡이보다 순간적으로 늦게 착지시킨다. 지팡이보다 빨리 마비측 발을 디디면 마비측 다리 경직이 심해진다. '체중이 마비측 다리에 실리면 건측(건강한 쪽) 다리로 다시 체중을 이동한다'는 점을 항상 의식하는 것이 중요하다. 지팡이를 짚은 후, 건측은 바닥을 차며 떼기 시작한다.

3 지팡이를 짚는다

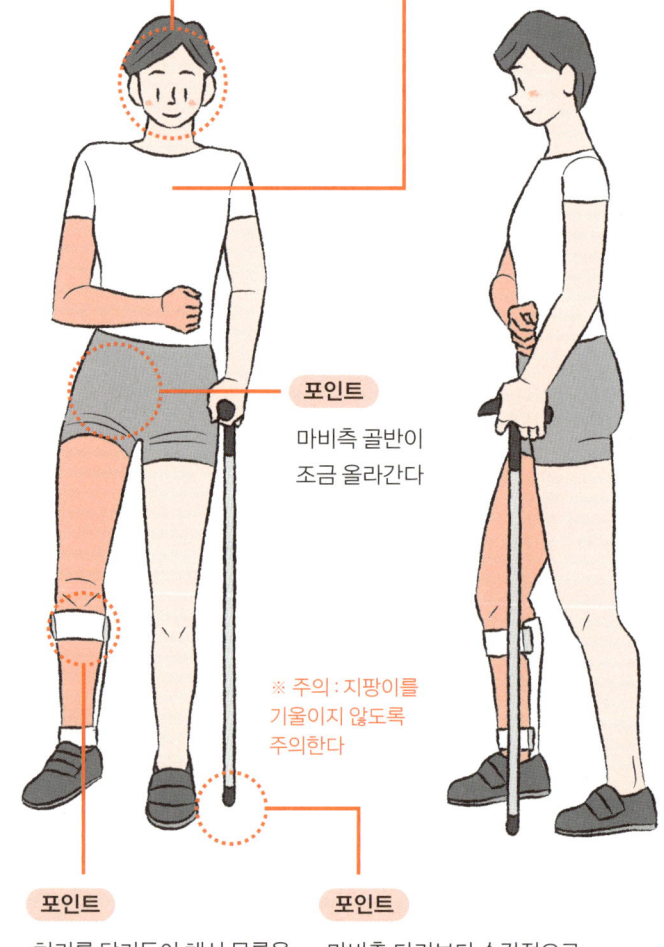

포인트 마비측 무릎을 이마에 가까이 댄다는 생각으로 시선을 둔다

포인트 체중을 건측으로 재빨리 이동한다

포인트 마비측 골반이 조금 올라간다

※ 주의 : 지팡이를 기울이지 않도록 주의한다

포인트 허리를 당기듯이 해서 무릎을 완전히 펴지 않는다

포인트 마비측 다리보다 순간적으로 빨리 가볍게 짚는다

※ 마비측(우측) 팔다리는 진한 색으로 표시했다.

지팡이와 발을 옮기는 방법

3~4의 그림에서는 회색 부분의 지팡이와 발의 모습을 설명한다.

- ○ 지팡이를 짚는 위치
- 건측 발을 찬다/착지시키는 위치
- 마비측 발을 내민다/착지시키는 위치

4 마비측 발을 착지시킨다

포인트
마비측 발을 착지시키고, 착지 후 체중을 건측으로 다시 이동할 수 있도록 하면서 마비측으로 체중을 실으려고 애쓰지 않는다

개선 포인트
마비측 발을 착지시키려고 하면 경직이 심해져서 마비측 다리가 건측에 기대게 된다(트렌델렌버그 보행). 그러면 원활하게 발을 내밀기가 어렵다.

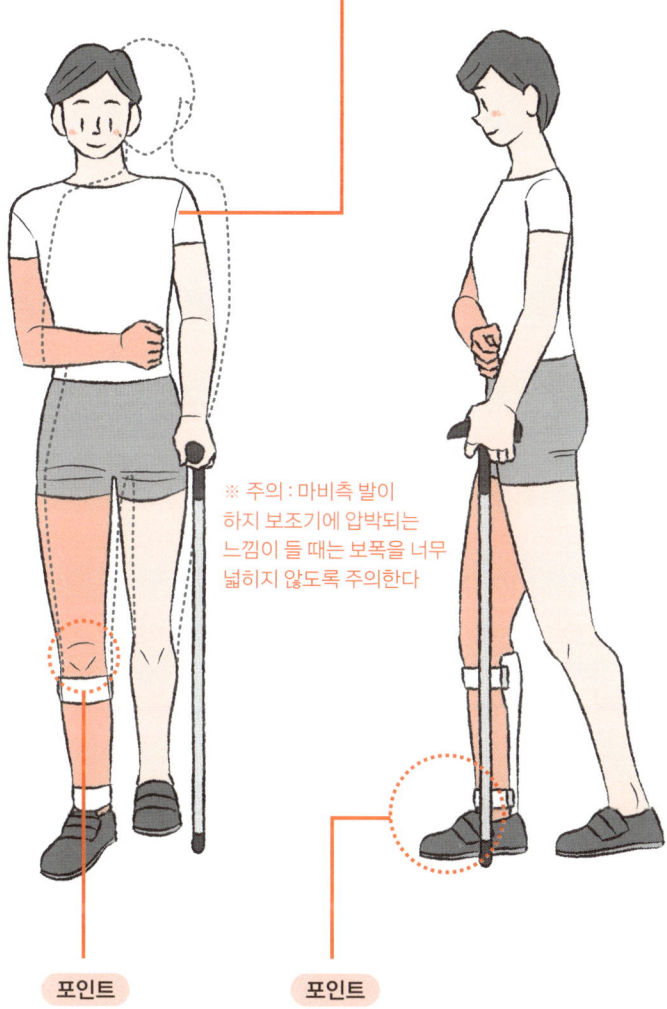

※ 주의 : 마비측 발이 하지 보조기에 압박되는 느낌이 들 때는 보폭을 너무 넓히지 않도록 주의한다

포인트
무릎을 완전히 펴지 않는다

포인트
마비측 발끝이 지팡이 앞으로 나오지 않도록 착지시킨다

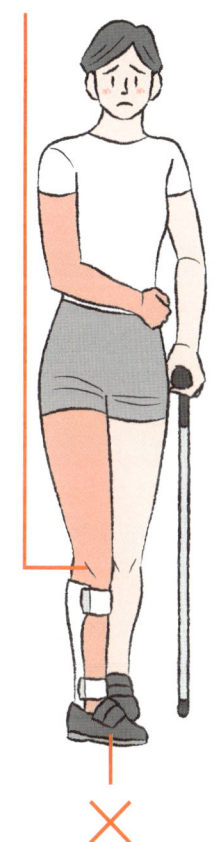

✕ 무릎이 경직된다

✕ 발끝이 떨어지지 않기 때문에 질질 끈다

※ 특별한 경우가 아니면, 왼쪽 마비는 위 그림과 좌우가 반대라고 생각하면 된다.

③ 건측을 찬다

건측을 찰 때 지팡이와 마비측 발로 체중을 지지하게 된다. 이때 마비측 발로 버티려고 하면 긴장도가 높아져 몸이 앞으로 이동하는 것을 방해한다. 마비측 발로 버티려는 노력은 그만하도록 한다. 요령은 건측을 찰 때 지팡이 쪽으로 진행한다는 생각으로 하는 것이다. 마비측으로 몸이 기우는 것을 방지한다.

5 건측 발끝으로 찬다

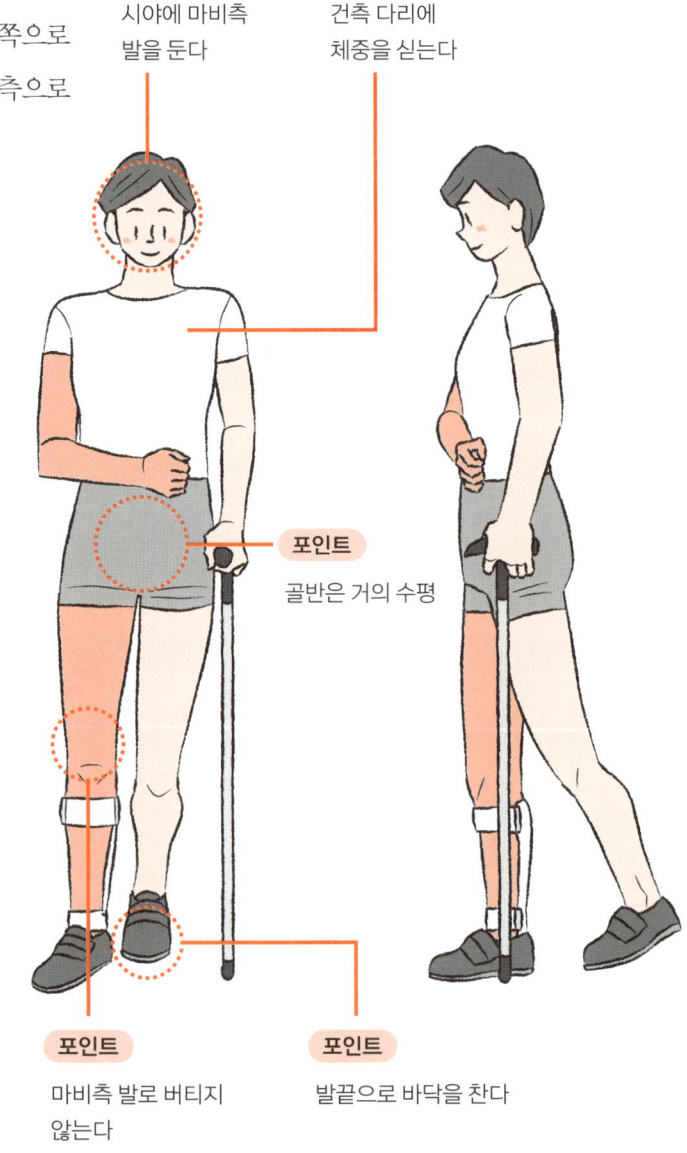

포인트 시야에 마비측 발을 둔다

포인트 건측 다리에 체중을 싣는다

포인트 골반은 거의 수평

포인트 마비측 발로 버티지 않는다

포인트 발끝으로 바닥을 찬다

※ 마비측(우측) 팔다리는 진한 색으로 표시했다.

지팡이와 발을 옮기는 방법

5~6의 그림에서는 회색 부분의 지팡이와 발의 모습을 설명한다.

- ○ 지팡이를 짚는 위치
- 🦶 건측 발을 찬다 / 착지시키는 위치
- 🦶 마비측 발을 내민다 / 착지시키는 위치

6 지팡이 쪽으로 찬다

포인트
지팡이는 가볍게 잡는다

※ 주의 : 지팡이를 꽉 잡으면 2동작 보행의 리듬이 깨지게 되므로 주의한다

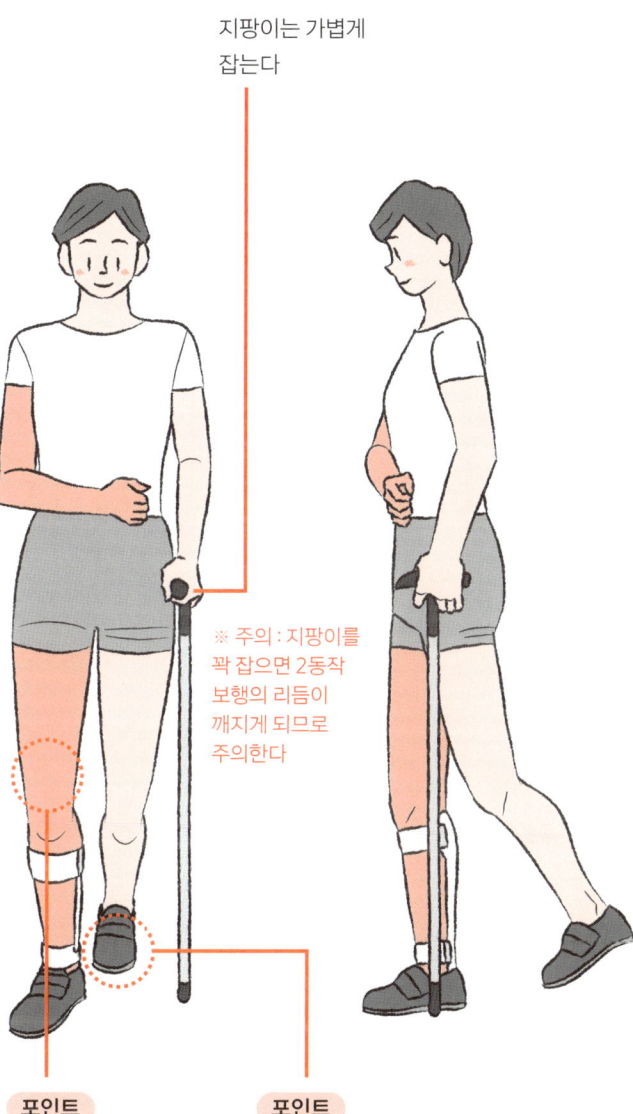

포인트
마비측 발로 버티지 않는다

포인트
건측 발은 지팡이 방향으로 재빨리 찬다

※ 특별한 경우가 아니면, 왼쪽 마비는 위 그림과 좌우가 반대라고 생각하면 된다.

개선 포인트

건측 발을 찰 때 마비측 발로 버티면 긴장도가 높아져(젖힌 무릎, 23쪽 개선 포인트 참고), 몸이 앞으로 이동하는 것을 방해한다. 건측을 빨리 내밀지 못하기 때문에 천천히 들어 올리면서 앞으로 나아가게 된다.

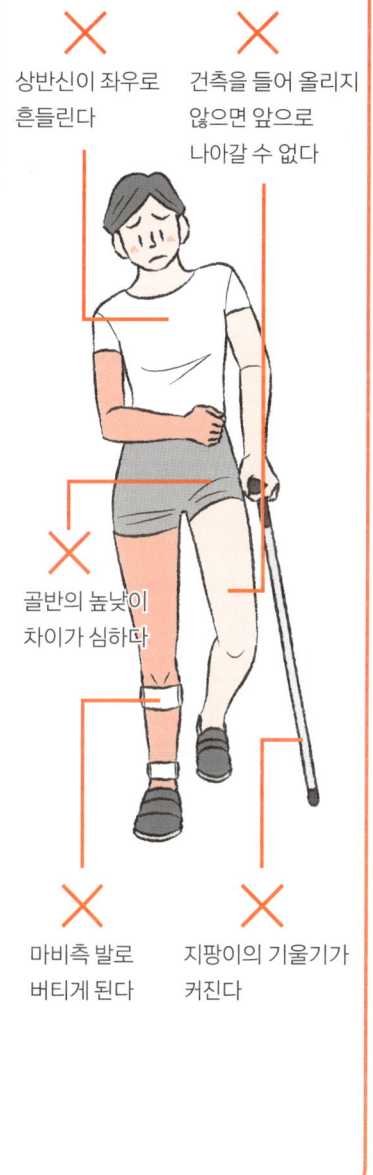

✕ 상반신이 좌우로 흔들린다

✕ 건측을 들어 올리지 않으면 앞으로 나아갈 수 없다

✕ 골반의 높낮이 차이가 심하다

✕ 마비측 발로 버티게 된다

✕ 지팡이의 기울기가 커진다

④ 건측 발을 착지시킨다

건측 발이 착지할 때까지 체중을 지탱하는 것은 지팡이와 마비측 발뿐이다. 이때 마비측 발로 버티려고 애쓰면 경직이 심해지므로 주의가 필요하다. 지팡이는 마비측의 불안정성을 감소시킨다. 건측 발을 착지시킨 후 건측 다리에 체중을 단단히 싣고 서서 마비측 다리를 바닥에서 들어 내민다.

7 바닥을 차는 힘으로 앞으로 나아간다

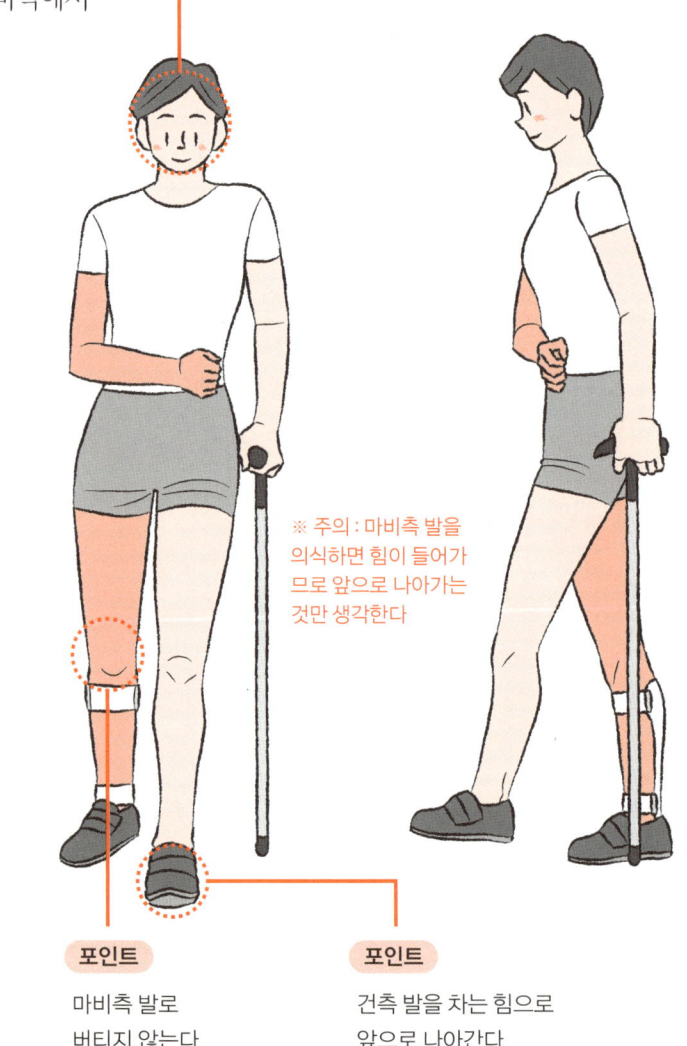

포인트
머리를 마비측으로 기울이지 않는다

※ 주의 : 마비측 발을 의식하면 힘이 들어가므로 앞으로 나아가는 것만 생각한다

포인트
마비측 발로 버티지 않는다

포인트
건측 발을 차는 힘으로 앞으로 나아간다

※ 마비측(우측) 팔다리는 진한 색으로 표시했다.

지팡이와 발을 옮기는 방법
7~8의 그림에서는 회색 부분의 지팡이와 발의 모습을 설명한다.

- 지팡이를 짚는 위치
- 건측 발을 찬다/ 착지시키는 위치
- 마비측 발을 내민다/ 착지시키는 위치

8 건측을 착지시킨다

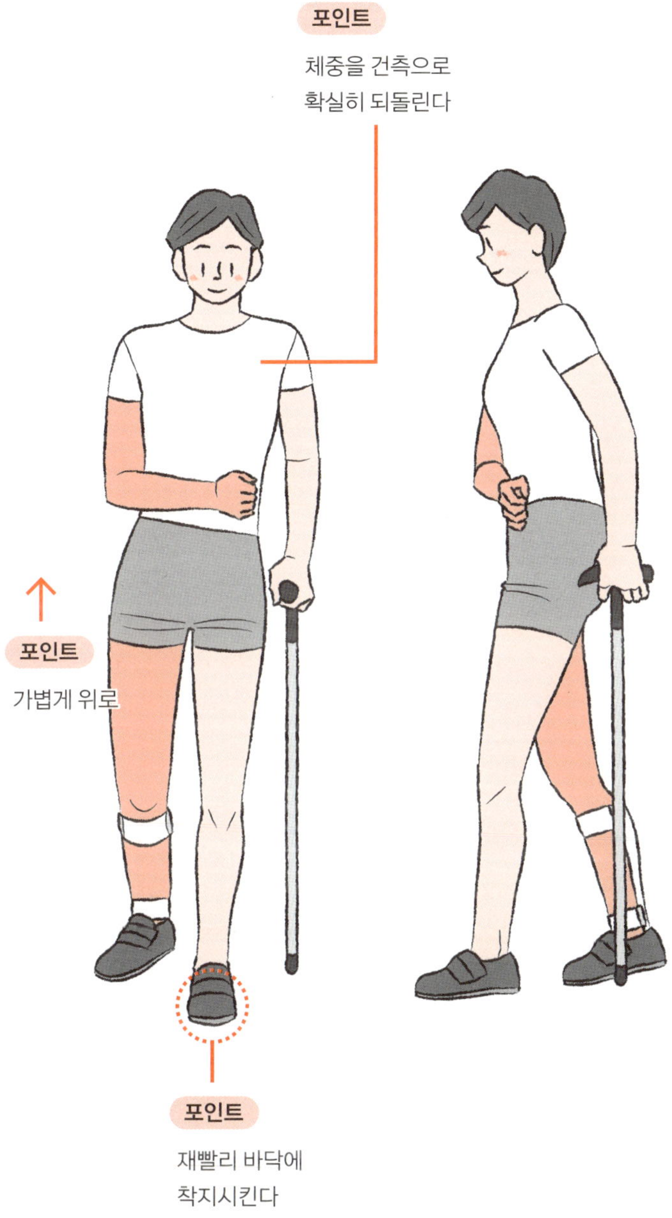

포인트
체중을 건측으로
확실히 되돌린다

포인트
가볍게 위로

포인트
재빨리 바닥에
착지시킨다

개선 포인트

건측을 착지시킬 때까지 마비측 발로 버티면 긴장도가 높아져 건측의 차는 힘에 따른 추진력이 약해진다. '체중은 항상 건측으로 되돌린다'는 점을 의식하자. 건측을 필요 이상으로 크게 내딛지 않도록 한다.

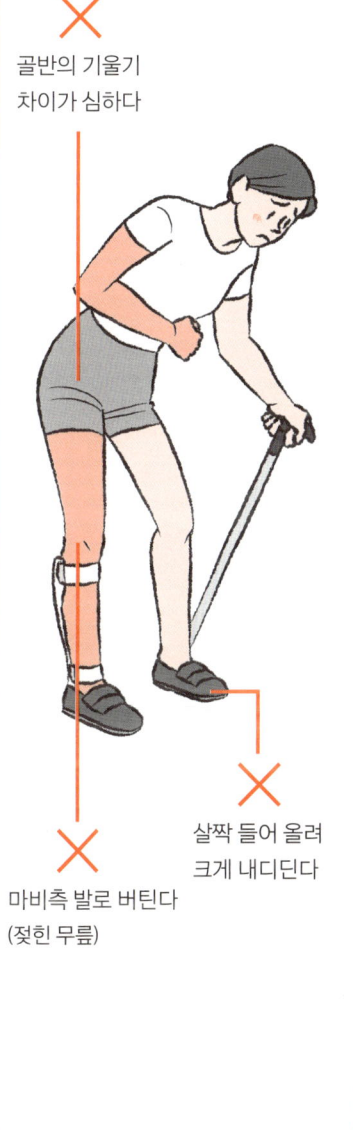

✗ 골반의 기울기 차이가 심하다

✗ 마비측 발로 버틴다 (젖힌 무릎)

✗ 살짝 들어 올려 크게 내디딘다

※ 특별한 경우가 아니면, 왼쪽 마비는 위 그림과 좌우가 반대라고 생각하면 된다.

본격적인 트레이닝

매일 하는 트레이닝
걷기 위한 준비 운동입니다.
확실히 서 있을 수 있도록 도와줍니다.

상황에 따른 맞춤 트레이닝
체간을 움직이는 트레이닝, 마비를 개선하는 트레이닝,
걷기 트레이닝이 있습니다.
체크 항목을 확인하면서 레벨을 높여갑시다.

상황별 맞춤 트레이닝

- 〈체간을 움직이는 트레이닝〉(48~62쪽)은 보행 중 체간의 운동을 습득하는 훈련이다. 일상 동작이 어려운 사람에게 필요한 훈련이다.
- 〈마비를 개선하는 트레이닝〉(64~80쪽)은 하지 관절의 움직임을 편안하게 해주는 트레이닝이다. 마비측 다리에 경직이 심한 사람에게 필요한 훈련이다.
- 〈걷기 트레이닝〉(82~93쪽)은 '2동작' 보행을 습득하는 트레이닝이다. 추가로 잠잘 때와 같이 하지 보조기를 착용하지 않을 때 걷는 방법과 계단 오르고 내리는 방법을 소개한다.
- 각 트레이닝의 체크 페이지를 통해 어느 수준까지 진행되었는지 점검하며 진행하자.

매일 하는 트레이닝

- 〈편하게 서기 위한 트레이닝〉(26~46쪽)은 이른바 준비 운동이다. 가고시마 대학 병원 기리시마 재활 센터에서는 많은 환자들이 아침마다 이 운동을 실천하고 있다.
- 모두 다 하면 10분 정도가 소요되지만 이 책에서는 가정에서도 쉽게 할 수 있도록 앉은 자세에서 하는 운동의 일부를 소개한다.
- 우선 ①~⑧을 한 다음 휴식하고 ⑨를 한다. 특히 ⑨는 앉은 자세의 균형을 좋아지게 하는 중요한 트레이닝이다. 매일 실천하자.
- 이 트레이닝은 '2동작' 보행(14쪽)을 할 수 있게 되어도 계속하자.

트레이닝 조합의 예

혼자서 잠자는 자세를 바꾸거나 일어서기가 어려운 경우

편하게 서기 위한 트레이닝 + 체간을 움직이는 트레이닝

부드럽게 서지 못하거나 서 있으면 마비측 발에 경직이 심해지는 경우

편하게 서기 위한 트레이닝 + 체간을 움직이는 트레이닝 + 마비를 개선하는 트레이닝

서 있을 때 마비측 발의 경직이 심해지거나 걸을 때 몸이 흔들리는 경우

편하게 서기 위한 트레이닝 + 마비를 개선하는 트레이닝 + 걷기 트레이닝

부드럽게 설 수 있으며 서 있어도 불안정하지 않은 경우

편하게 서기 위한 트레이닝 + 걷기 트레이닝

트레이닝의 예
편하게 서기 위한 트레이닝 ①
앉아서 상체 숙이기(26쪽)

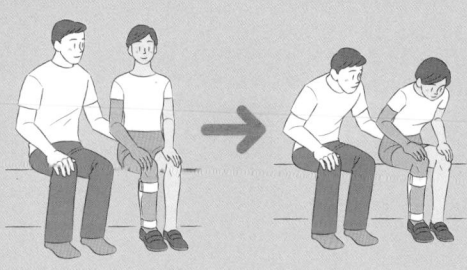

> 편하게 서기 위한 트레이닝

① 앉아서 상체 숙이기

　앉은 자세에서 일어날 때 필요한 상체를 앞으로 숙여 중심을 전방으로 이동하는 운동과 비마비측의 움직임을 강화하기 위한 운동이다.

　앉은 자세에서 상체를 숙이는 트레이닝으로 침대나 긴 의자의 끝에 앉아 양발의 발꿈치를 바닥에 붙인다.

　상체를 천천히 앞으로 숙이고 2~3초간 유지한다. 이어서 등을 천천히 일으킨다. 이 운동을 반복한 후 〈좌우로 왔다 갔다〉(28쪽)를 진행한다.

　보호자는 환자의 마비측에 앉아 바지 뒤축을 가볍게 잡아 앞으로 숙이는 동작을 돕는다.

1 무릎을 보며 앉는다

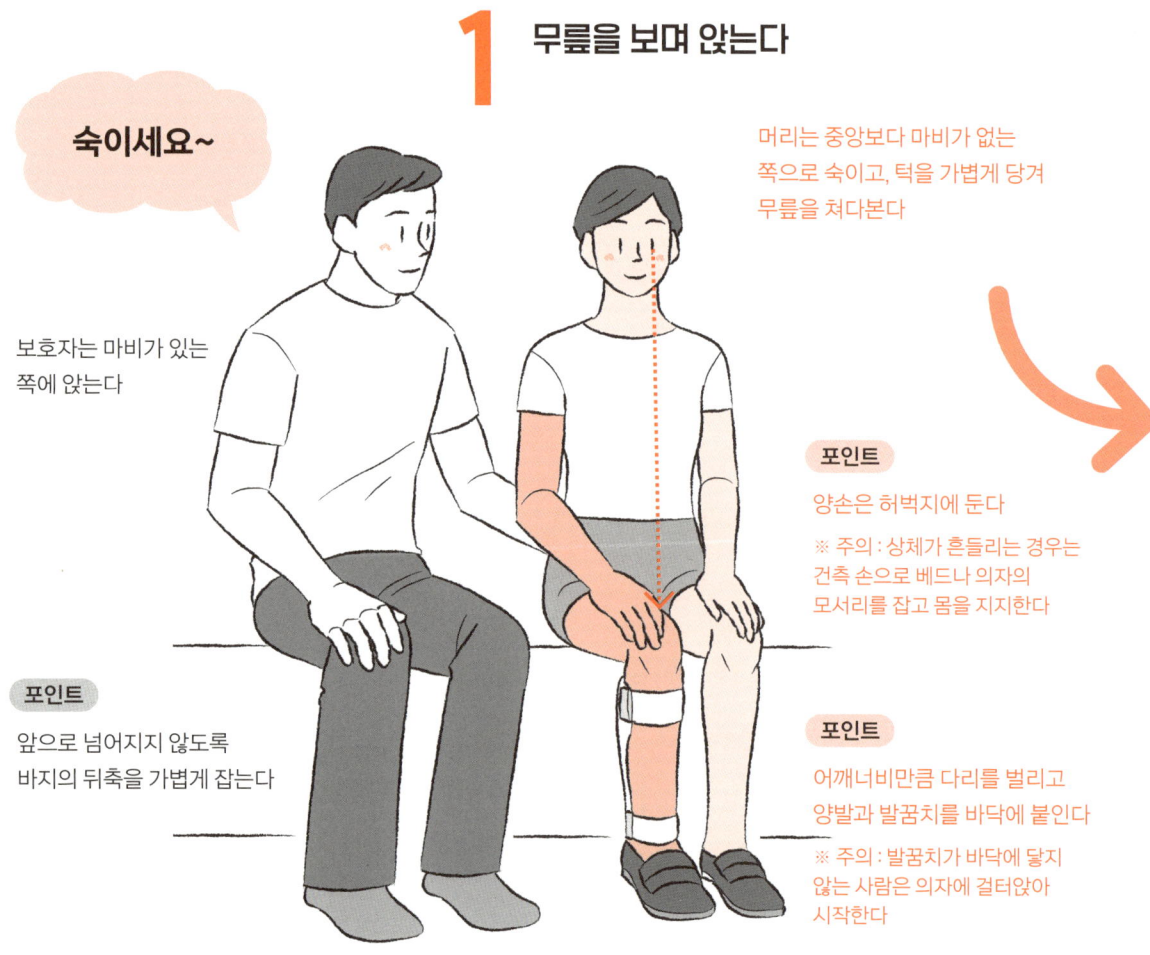

숙이세요~

보호자는 마비가 있는 쪽에 앉는다

머리는 중앙보다 마비가 없는 쪽으로 숙이고, 턱을 가볍게 당겨 무릎을 쳐다본다

포인트
양손은 허벅지에 둔다
※ 주의 : 상체가 흔들리는 경우는 건측 손으로 베드나 의자의 모서리를 잡고 몸을 지지한다

포인트
앞으로 넘어지지 않도록 바지의 뒤축을 가볍게 잡는다

포인트
어깨너비만큼 다리를 벌리고 양발과 발꿈치를 바닥에 붙인다
※ 주의 : 발꿈치가 바닥에 닿지 않는 사람은 의자에 걸터앉아 시작한다

※ 마비측(우측) 팔다리는 진한 색으로 표시했다. 환자의 동작이나 포인트는 적색, 보호자의 동작이나 포인트는 검은색으로 표시했다.

2 상체를 숙인다

> 이럴 때는…
>
> 앉은 자세가 불안정한 경우, 보호자가 환자의 비마비측 발을 가볍게 밟으면 균형을 잡기 쉽다.

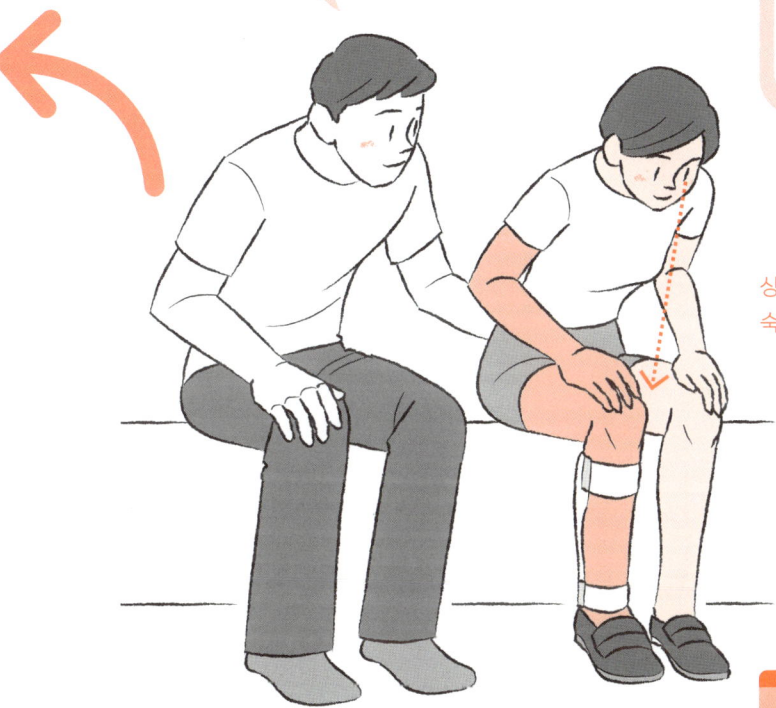

세우세요~

상체를 천천히 앞으로 숙이고 유지한다

포인트
바지의 뒤축은 잡은 채로

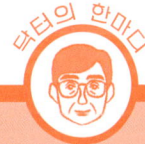 **닥터의 한마디**

〈편하게 서기 위한 트레이닝〉의 목표는 앉은 자세에서 혼자 일어나 흔들림 없이 서는 것입니다. '정지' 동작은 2~3초 동안 유지합니다. 반복 횟수는 많으면 좋지만, 우선 한 가지 트레이닝을 10~20회 반복하는 것을 목표로 하세요.

※ 특별한 경우가 아니면, 왼쪽 마비는 위 그림과 좌우가 반대라고 생각하면 된다.

편하게 서기 위한 트레이닝

② 좌우로 흔들흔들

체간의 강화와 마비측으로 기우는 공간 인식을 조절한다.

머리를 몸의 중앙보다 마비가 없는 쪽에 기대 수직으로 유지하고 상체를 좌우로 천천히 기울인다. 기둥 등 정면에 수직으로 서 있는 물체가 있으면 기준점으로 삼는다.

마비측으로 기울었을 때는 재빨리 건측으로 되돌린다. 상체가 흔들리지 않도록 균형을 잡도록 한다.

앉은 자세에서의 균형 훈련은 마비측으로 몸을 기울여 균형이 무너지기 전에 재빨리 건측으로 몸을 되돌리는 것이 중요하다. 보호자는 등에 손을 얹는 정도로만 도와주고, 환자 스스로 좌우로 기울이도록 한다.

1 오른쪽으로 기울인다

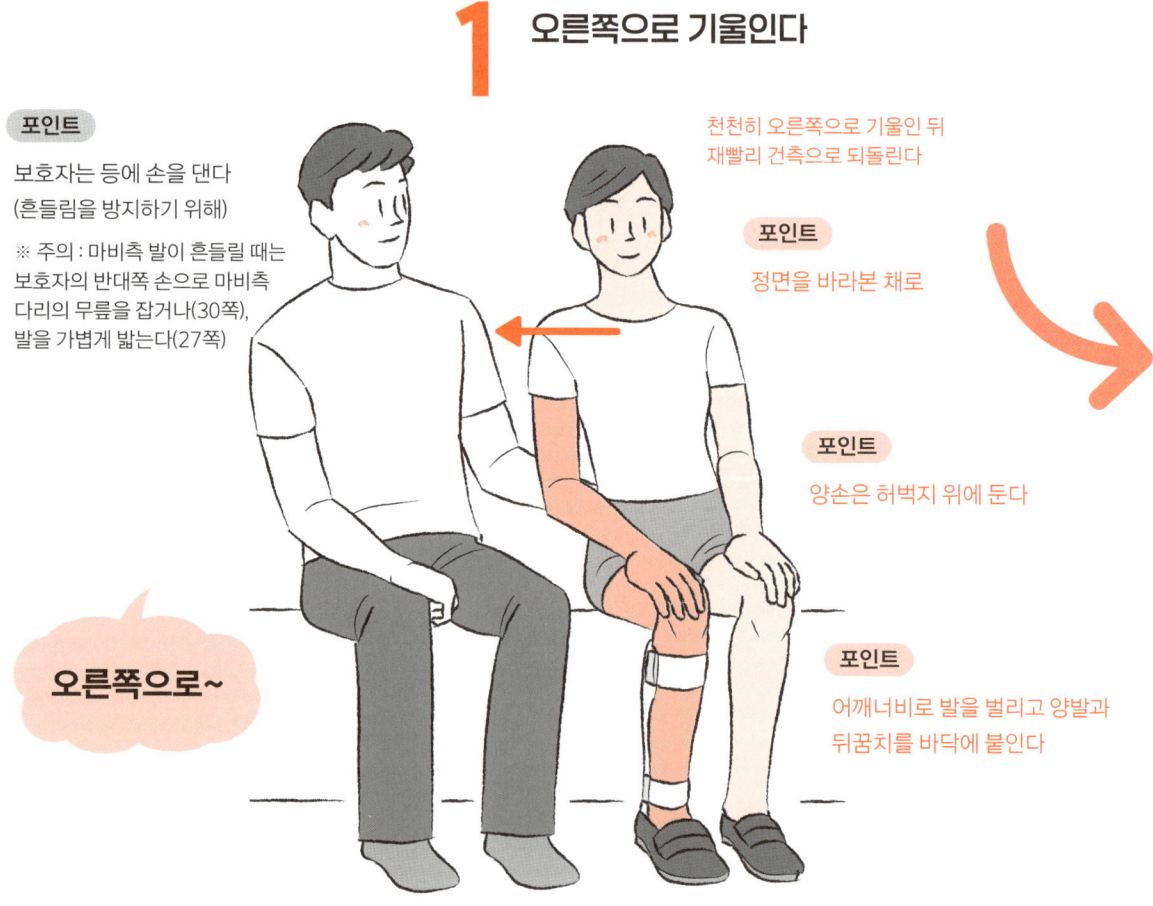

포인트
보호자는 등에 손을 댄다
(흔들림을 방지하기 위해)

※ 주의 : 마비측 발이 흔들릴 때는 보호자의 반대쪽 손으로 마비측 다리의 무릎을 잡거나(30쪽), 발을 가볍게 밟는다(27쪽).

천천히 오른쪽으로 기울인 뒤 재빨리 건측으로 되돌린다

포인트
정면을 바라본 채로

포인트
양손은 허벅지 위에 둔다

포인트
어깨너비로 발을 벌리고 양발과 뒤꿈치를 바닥에 붙인다

오른쪽으로~

※ 마비측(우측) 팔다리는 진한 색으로 표시했다. 환자의 동작이나 포인트는 적색, 보호자의 동작이나 포인트는 검은색으로 표시했다.

2 왼쪽으로 기울인다

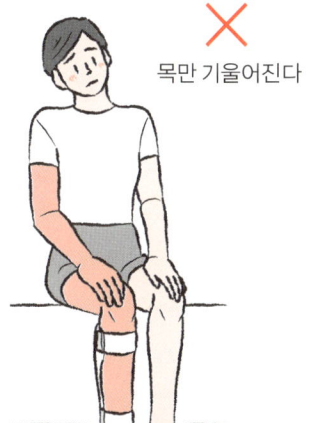

개선 포인트

상체를 좌우로 기울일 때 목만 기울이지 않도록 한다.

✕ 목만 기울어진다

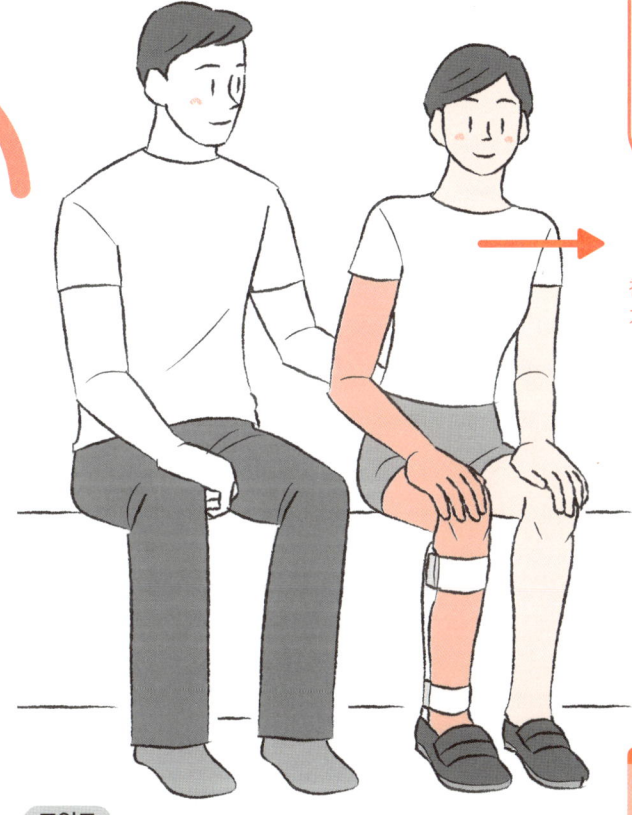

왼쪽으로~

천천히 왼쪽으로 기울여 정지

포인트
보호자는 등에 손을 댄 채로(흔들림이 없으면 손을 대지 않아도 좋다)

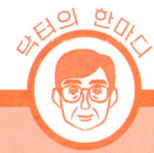

닥터의 한마디

마비측으로 기울기 쉬운 균형 감각, 공간 인지를 수정하는 트레이닝입니다. 상체가 마비측으로 기울면 즉시 중심을 되돌리세요. 그러기 위해서는 비마비측 강화가 중요합니다.

※ 특별한 경우가 아니면, 왼쪽 마비는 위 그림과 좌우가 반대라고 생각하면 된다.

편하게 서기 위한 트레이닝

③ 건측 무릎 들기

비마비측 다리를 바닥에서 떼도 흔들림이 없도록 체간의 조절 능력을 높여 밸런스를 좋게 한다.

앉은 상태에서 건측 무릎을 천천히 들어 올린다. 높이 들어 올렸다면 정지한다. 이때 상체가 흔들리지 않도록 균형을 잡는다.

무릎을 내리고 이 운동을 반복한 뒤 〈한쪽 손에 체중 싣기〉(32쪽)로 넘어간다.

보호자는 바지의 뒤축을 잡고 마비측 무릎을 가볍게 잡아서 흔들림을 방지한다.

1 정면을 향해 앉는다

무릎을 올리세요~

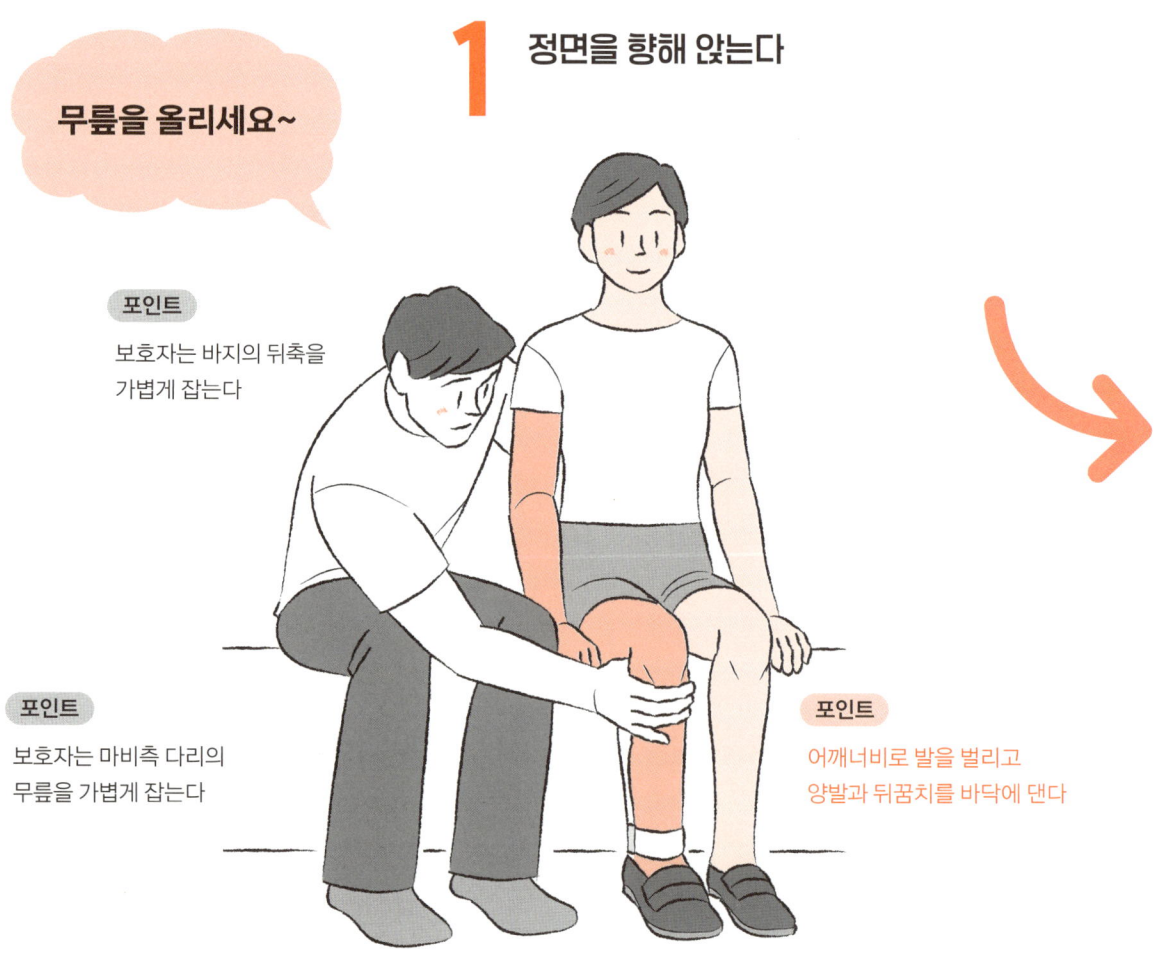

포인트
보호자는 바지의 뒤축을 가볍게 잡는다

포인트
보호자는 마비측 다리의 무릎을 가볍게 잡는다

포인트
어깨너비로 발을 벌리고 양발과 뒤꿈치를 바닥에 댄다

※ 마비측(우측) 팔다리는 진한 색으로 표시했다. 환자의 동작이나 포인트는 적색, 보호자의 동작이나 포인트는 검은색으로 표시했다.

2 건측 무릎을 든다

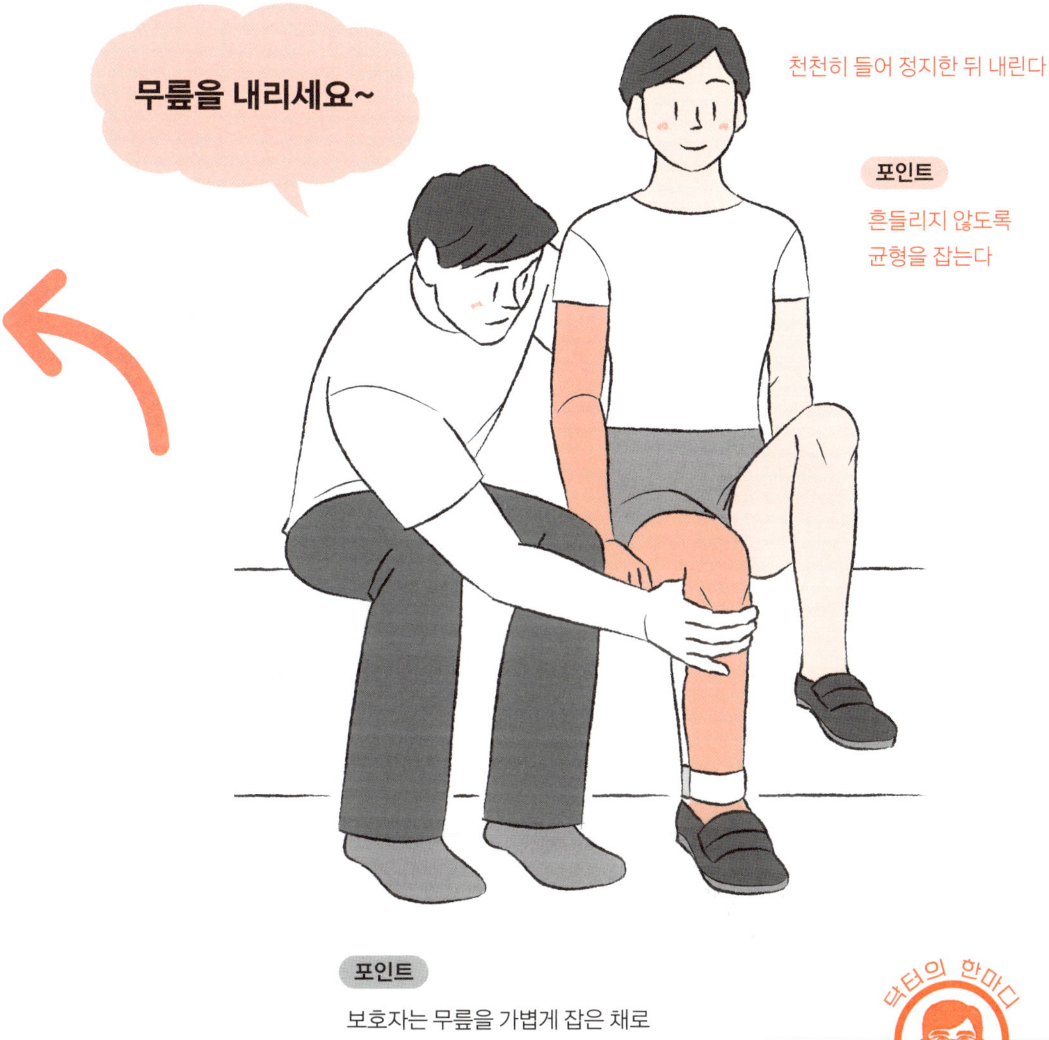

무릎을 내리세요~

천천히 들어 정지한 뒤 내린다

포인트
흔들리지 않도록 균형을 잡는다

포인트
보호자는 무릎을 가볍게 잡은 채로

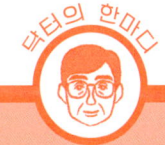

닥터의 한마디

편마비가 있는 상태에서 두 발로 걸으려면 고도의 균형 능력이 필요합니다. 그 바탕이 되는 체간을 단련하는 트레이닝이에요.

※ 특별한 경우가 아니면, 왼쪽 마비는 위 그림과 좌우가 반대라고 생각하면 된다.

편하게 서기 위한 트레이닝

④ 한쪽 손에 체중 싣기

손목이나 손가락을 굽힐 때 사용하는 관절 및 굽힘근의 경직을 예방하고 체간을 강화하는 운동이다.

앉은 상태에서 마비측 손을 몸 옆에 짚고 서서히 체중을 싣는다. 체중을 실었다면 정지. 천천히 상체를 되돌리고 이 운동을 반복한 뒤 〈발목 잡기 I〉(34쪽)로 넘어간다.

마비측 손이 아플 정도로 강하게 체중을 싣지 않도록 주의한다. 통증을 느끼기 전에 정지하자.

보호자는 마비측 팔의 팔꿈치를 손끝으로 가볍게 잡고 지지한다.

1 마비측 손을 짚고 앉는다

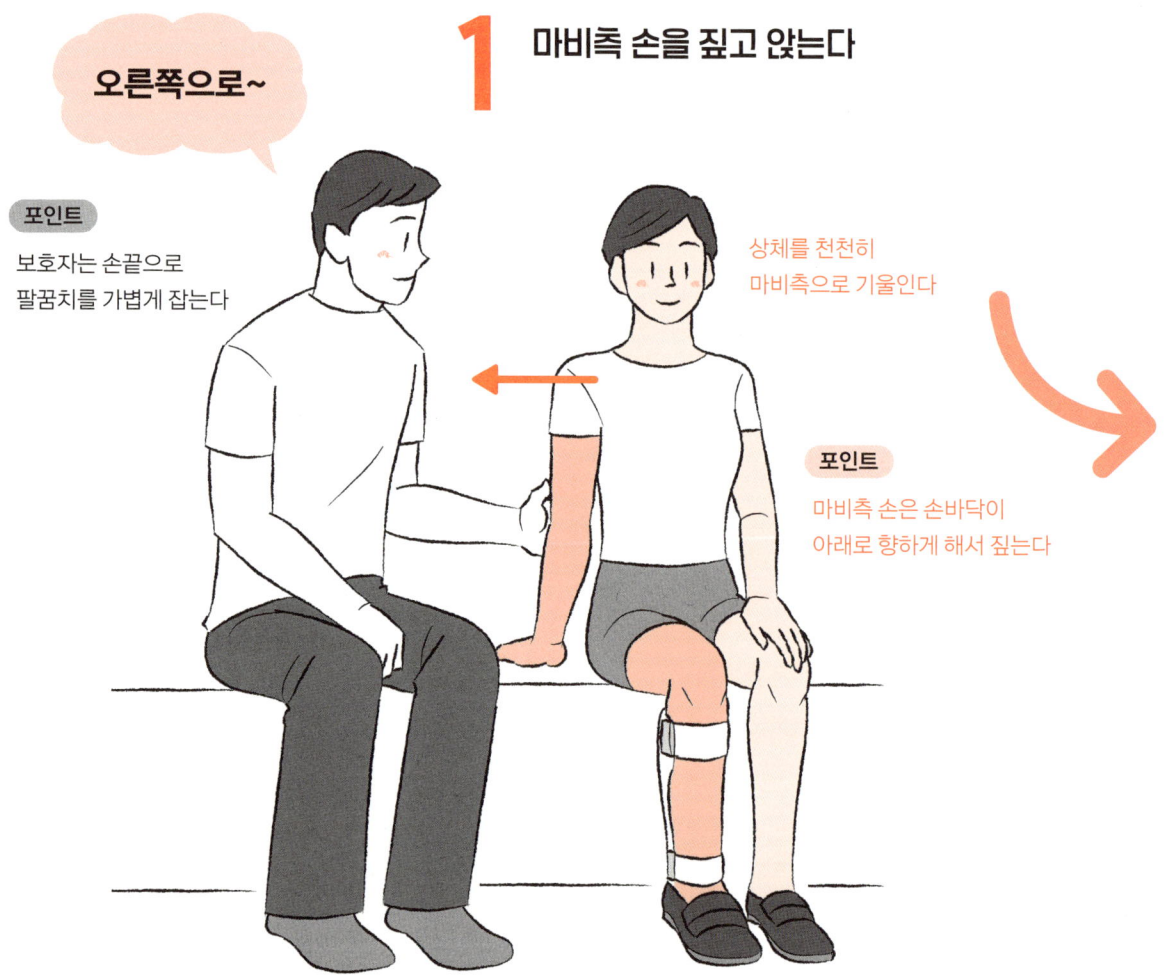

오른쪽으로~

포인트
보호자는 손끝으로 팔꿈치를 가볍게 잡는다

상체를 천천히 마비측으로 기울인다

포인트
마비측 손은 손바닥이 아래로 향하게 해서 짚는다

※ 마비측(우측) 팔다리는 진한 색으로 표시했다. 환자의 동작이나 포인트는 적색, 보호자의 동작이나 포인트는 검은색으로 표시했다.

2 마비측 손 쪽으로 기울인다

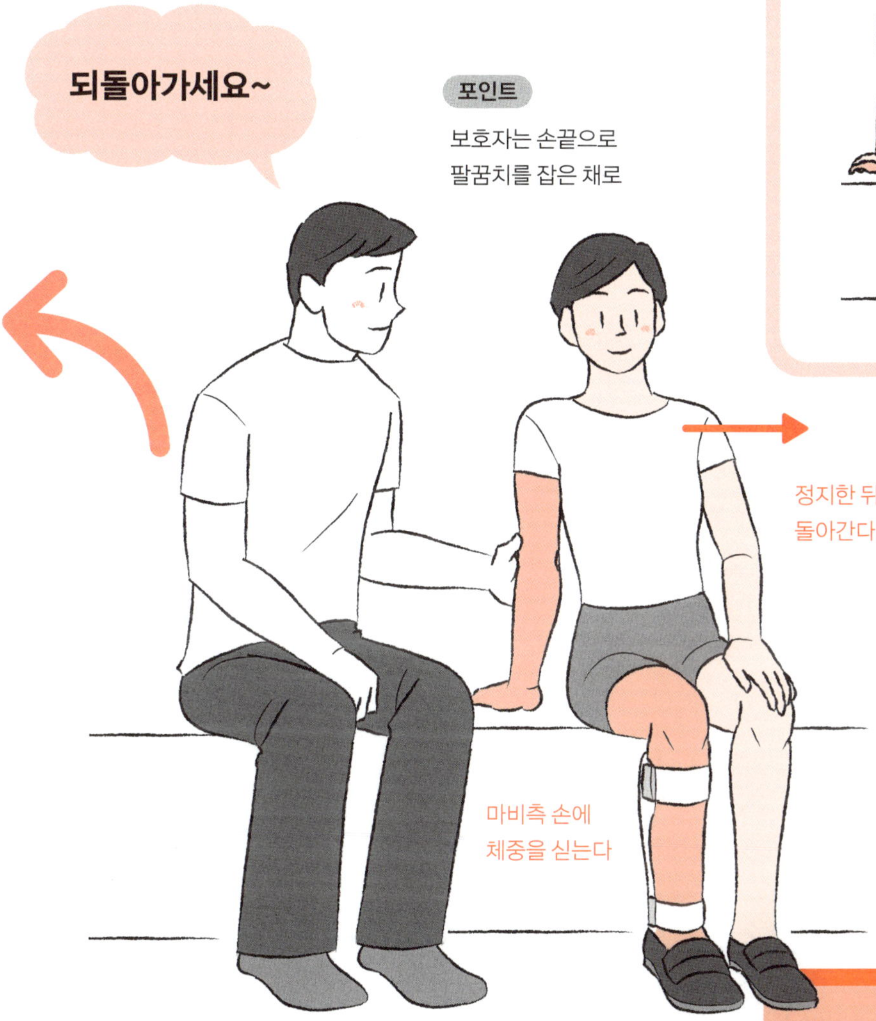

이럴 때는…

이 운동을 보호자 없이 하는 경우는 마비가 없는 쪽 손으로 마비측 손을 위에서 누르면 흔들리지 않는다.

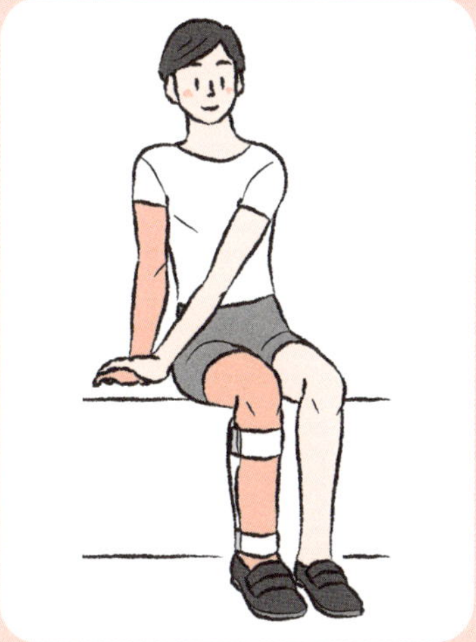

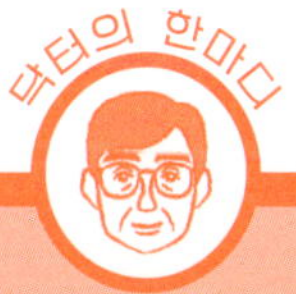

되돌아가세요~

포인트
보호자는 손끝으로 팔꿈치를 잡은 채로

정지한 뒤 원래대로 돌아간다

마비측 손에 체중을 싣는다

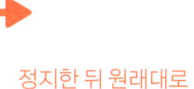

닥터의 한마디

마비측 손이 아픈 경우는 무리하지 말고 통증을 일으키지 않는 범위 내에서 정지하세요. 마비측 손을 몸 옆에 짚는 것만으로 통증이 발생한다면 접은 수건을 깔고 그 위에 마비측 손을 대면 좋습니다.

※ 특별한 경우가 아니면, 왼쪽 마비는 위 그림과 좌우가 반대라고 생각하면 된다.

편하게 서기 위한 트레이닝

⑤ 발목 잡기 Ⅰ

상체의 균형을 조절하면 등 근육이 강화되어 앞으로 넘어지는 것을 방지한다.

발을 조금 벌리고 앉아 상체를 숙이면서 마비가 없는 쪽 손을 아래쪽으로 뻗는다. 뻗은 손으로 건측 발목을 잡았으면 정지. 천천히 등을 일으킨다.

이 운동을 반복한 뒤 〈발목 잡기 Ⅱ〉(36쪽)로 넘어간다.

보호자는 마비측에 앉아 마비측 다리의 무릎을 잡아 앞으로 넘어지는 것을 방지한다.

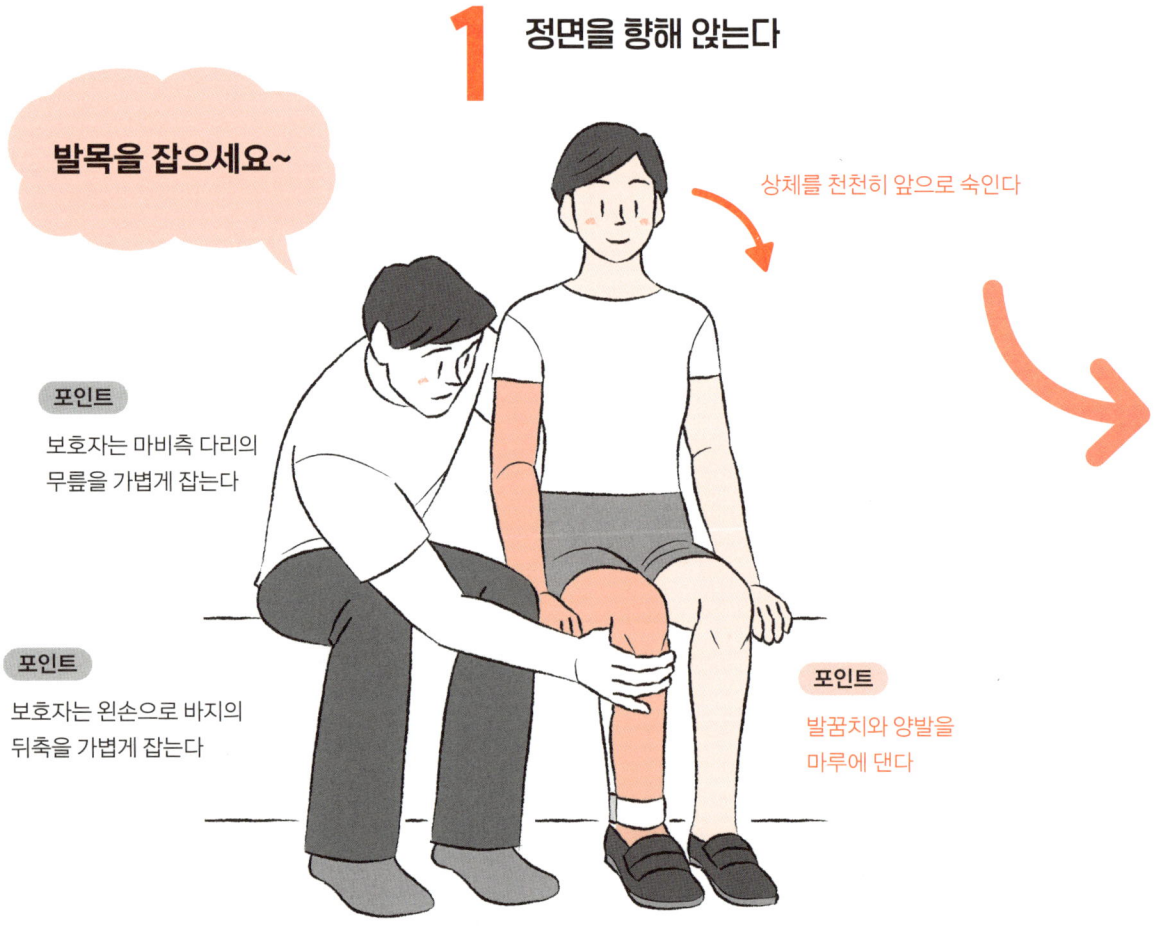

1 정면을 향해 앉는다

발목을 잡으세요~

상체를 천천히 앞으로 숙인다

포인트
보호자는 마비측 다리의 무릎을 가볍게 잡는다

포인트
보호자는 왼손으로 바지의 뒤축을 가볍게 잡는다

포인트
발꿈치와 양발을 마루에 댄다

※ 마비측(우측) 팔다리는 진한 색으로 표시했다. 환자의 동작이나 포인트는 적색, 보호자의 동작이나 포인트는 검은색으로 표시했다.

2 발목을 잡는다

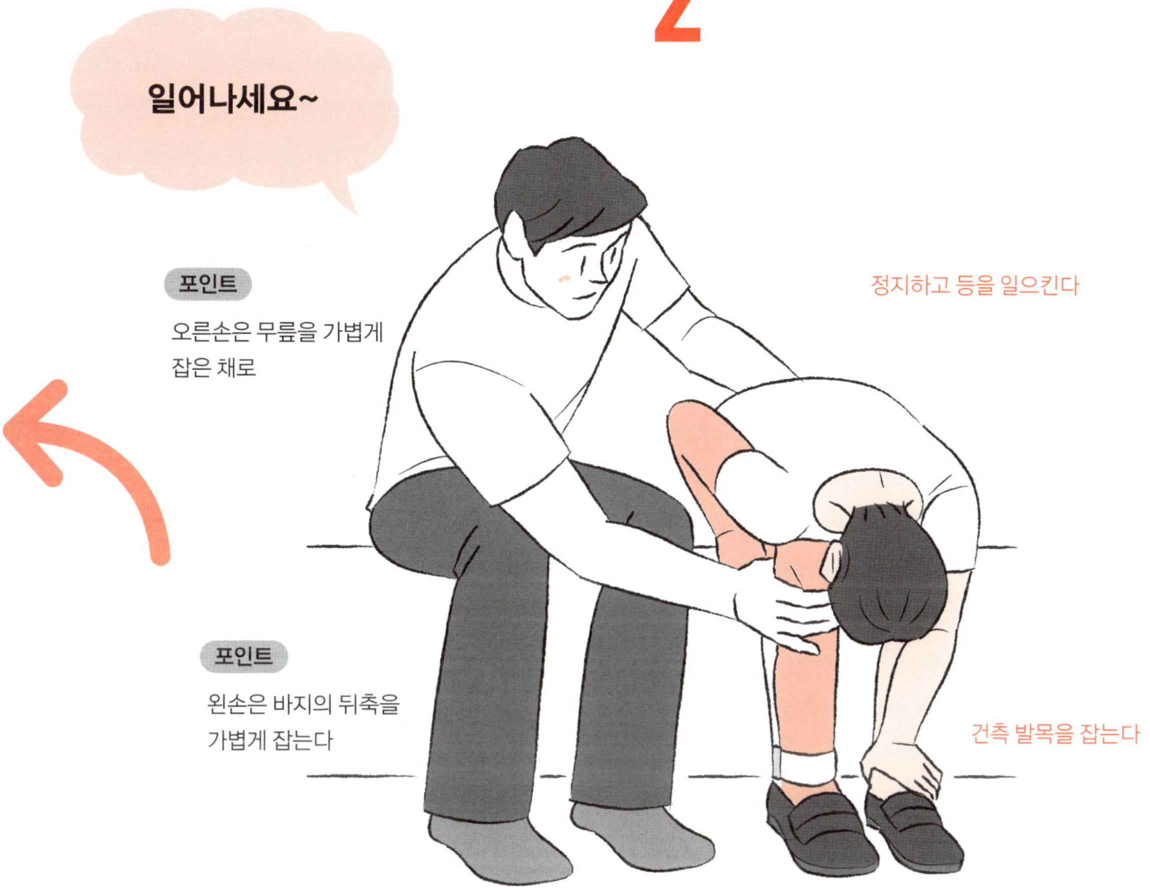

일어나세요~

포인트
오른손은 무릎을 가볍게 잡은 채로

포인트
왼손은 바지의 뒤축을 가볍게 잡는다

정지하고 등을 일으킨다

건측 발목을 잡는다

이럴 때는…

상체를 앞으로 숙일 때 마비측 다리가 뒤로 움직이면 넘어진다. 그런 경우는 보호자의 발을 마비측 발뒤꿈치에 붙이면 좋다. 마비측 다리가 뒤로 움직이는 것을 방지한다.

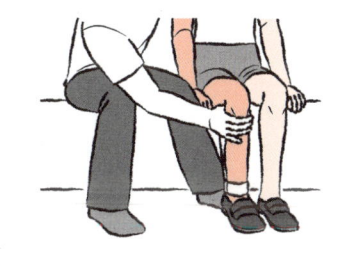

※ 특별한 경우가 아니면, 왼쪽 마비는 위 그림과 좌우가 반대라고 생각하면 된다.

편하게 서기 위한 트레이닝

⑥ 발목 잡기 II

〈발목 잡기 I〉과 마찬가지로 상체의 균형을 조절하면 등줄기가 강화되어 전방으로 넘어지는 것을 방지한다.

발을 조금 벌리고 앉아 몸을 숙이면서 마비가 없는 손을 비스듬히 아래로 뻗는다.

뻗은 손으로 마비측 다리의 발목을 잡고 정지. 천천히 등을 세우며 이 운동을 반복한 후 〈엉덩이 들기〉(38쪽)로 넘어간다.

보호자는 바지 뒤축을 가볍게 잡고 마비측 다리의 무릎을 잡아 넘어지는 것을 방지한다.

1 정면을 향해 앉는다

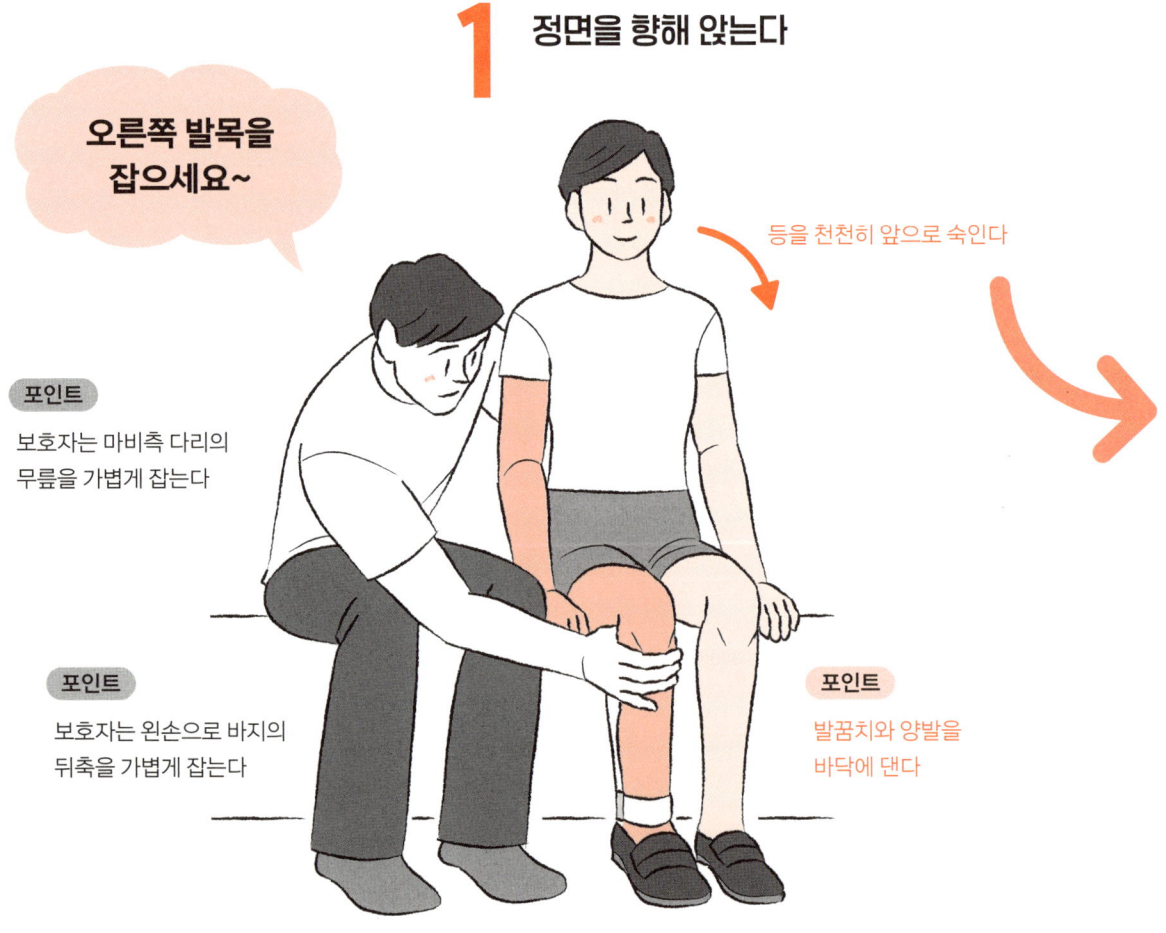

오른쪽 발목을 잡으세요~

등을 천천히 앞으로 숙인다

포인트
보호자는 마비측 다리의 무릎을 가볍게 잡는다

포인트
보호자는 왼손으로 바지의 뒤축을 가볍게 잡는다

포인트
발꿈치와 양발을 바닥에 댄다

※ 마비측(우측) 팔다리는 진한 색으로 표시했다. 환자의 동작이나 포인트는 적색, 보호자의 동작이나 포인트는 검은색으로 표시했다.

2 발목을 잡는다

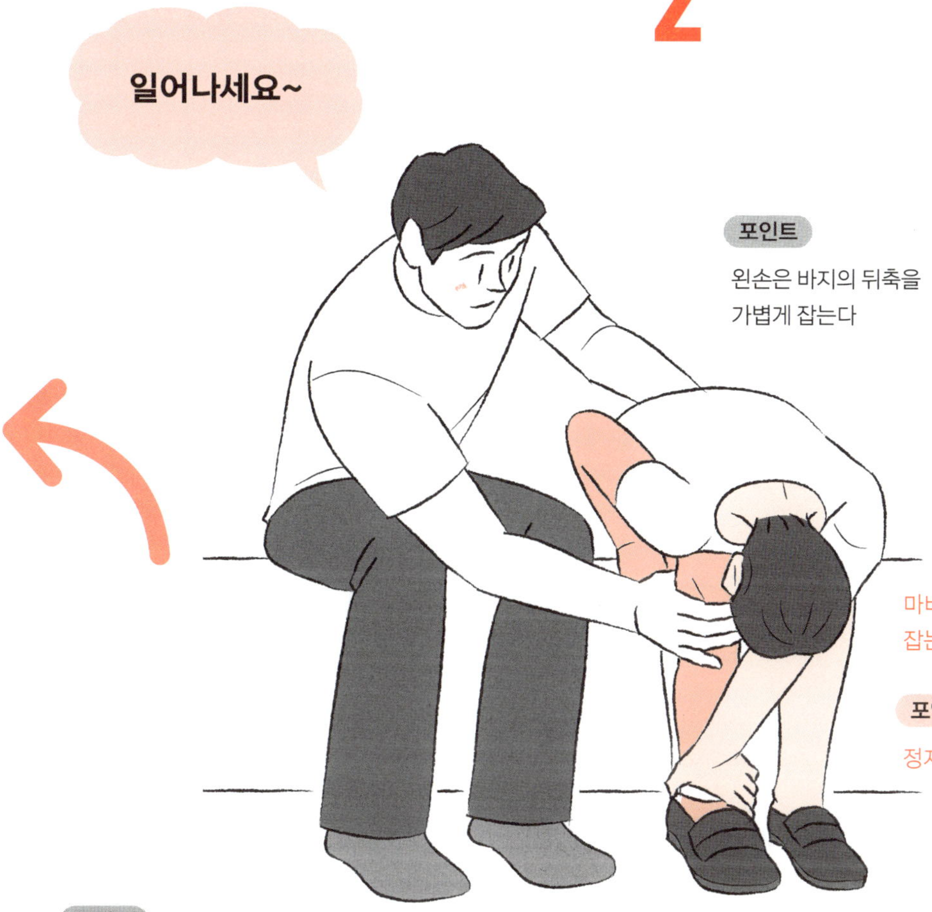

"일어나세요~"

포인트
왼손은 바지의 뒤축을 가볍게 잡는다

마비측 다리의 발목을 잡는다

포인트
정지한 다음 등을 세운다

포인트
오른손은 무릎을 가볍게 잡은 채로

※ 주의 : 상체를 앞으로 숙였을 때 마비측 다리가 뒤쪽으로 움직이는 경우는 보호자의 발을 환자의 발뒤꿈치에 댄다.(35쪽 참고)

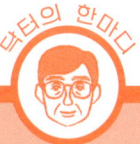

닥터의 한마디

걷기 위해서는 다리를 들어올려야 하는데, 이때 엉덩관절이나 무릎관절, 발목관절은 굽힘됩니다. 선 자세에서 트레이닝을 실시하면 마비측 다리에 체중이 실려 폄근의 경직이 심해지므로 관절의 잘 굽혀지지 않습니다. 따라서 앉은 자세에서의 트레이닝은 미리 각 관절을 굽힘시키며 시작하기 때문에 편마비가 있어도 편하게 움직일 수 있는 것입니다.

※ 특별한 경우가 아니면, 왼쪽 마비는 위 그림과 좌우가 반대라고 생각하면 된다.

편하게 서기 위한 트레이닝

⑦ 엉덩이 들기

서 있을 때 체중을 지지하는 것은 건측 하지이다. 양측 하지에 균등하게 체중을 실으려는 노력은 필요하지 않다. 보호자는 마비측 다리의 무릎이 꺾여서 앞으로 넘어지거나 무릎이 펴져 뒤로 넘어지지 않도록 무릎관절을 조절한다.

앉은 자세에서 고개를 살짝 숙이고 가볍게 상체를 숙이면서 엉덩이를 들고 정지. 이때 털썩 앉지 않도록 주의한다. 이 운동을 반복한 후 〈일어서기〉(40쪽)로 넘어간다.

보호자는 바지의 뒤축을 가볍게 잡고 마비측 다리의 무릎을 잡아 넘어지는 것을 방지한다.

1 무릎을 보고 앉는다

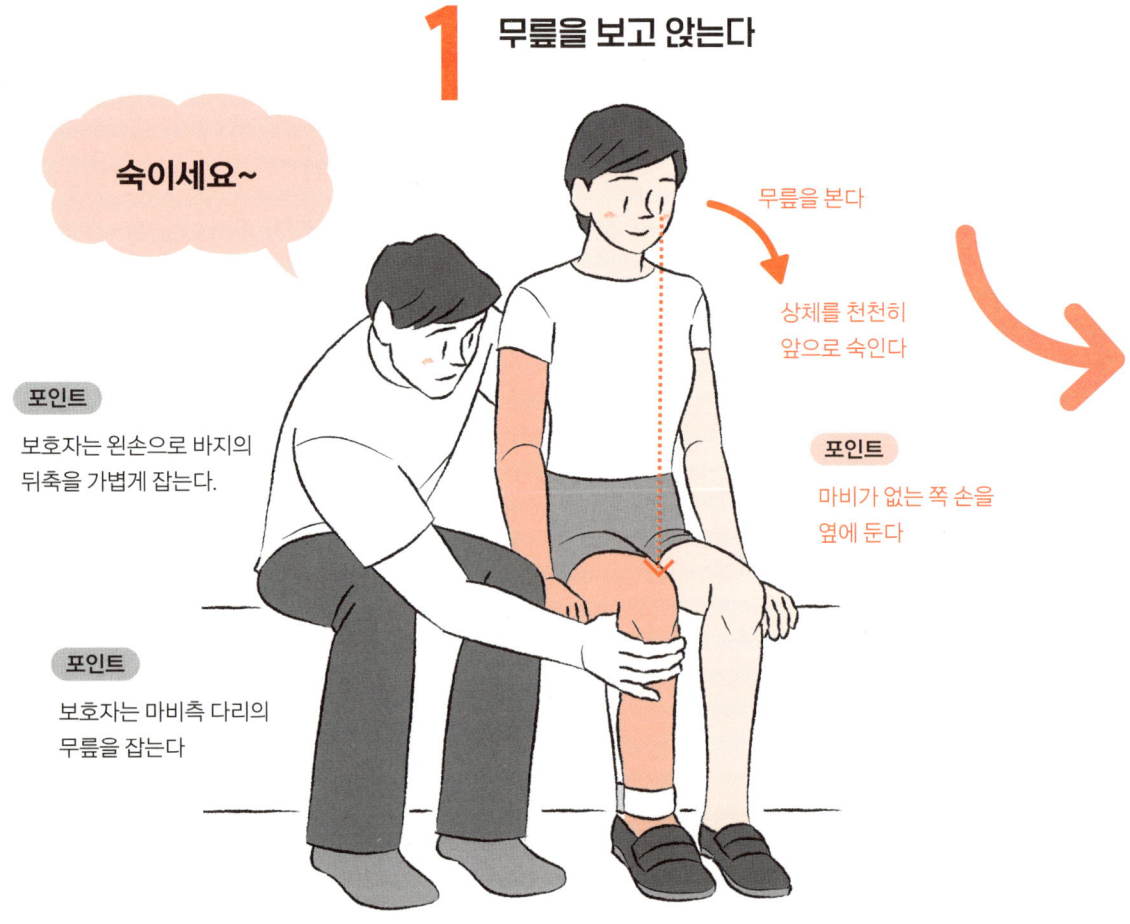

숙이세요~

포인트
보호자는 왼손으로 바지의 뒤축을 가볍게 잡는다.

포인트
보호자는 마비측 다리의 무릎을 잡는다

무릎을 본다

상체를 천천히 앞으로 숙인다

포인트
마비가 없는 쪽 손을 옆에 둔다

※ 마비측(우측) 팔다리는 진한 색으로 표시했다. 환자의 동작이나 포인트는 적색, 보호자의 동작이나 포인트는 검은색으로 표시했다.

2 엉덩이를 든다

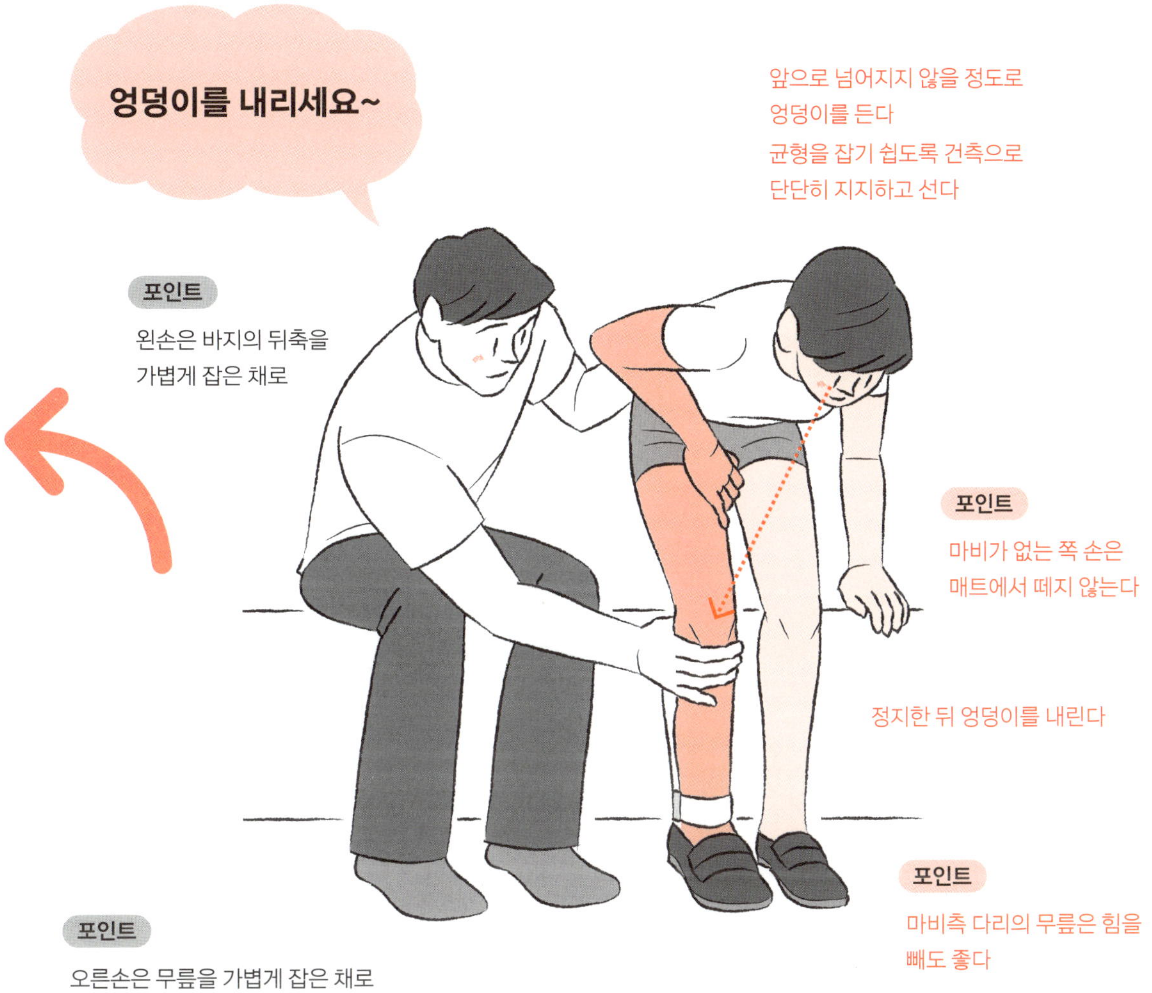

엉덩이를 내리세요~

앞으로 넘어지지 않을 정도로
엉덩이를 든다
균형을 잡기 쉽도록 건측으로
단단히 지지하고 선다

포인트
왼손은 바지의 뒤축을
가볍게 잡은 채로

포인트
마비가 없는 쪽 손은
매트에서 떼지 않는다

정지한 뒤 엉덩이를 내린다

포인트
마비측 다리의 무릎은 힘을
빼도 좋다

포인트
오른손은 무릎을 가볍게 잡은 채로

※ 주의 : 상체를 앞으로 숙일 때 마비측 다리가
뒤로 움직이는 경우는 보호자의 발을 환자의
발뒤꿈치에 댄다.(35쪽)

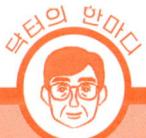

'상체를 숙인다 → 엉덩이를 든다 → 엉덩이를 내린다'를 연속해서 일련의 동작으로 실시하는 것이 중요합니다. 스스로 의자에서 일어나거나 서 있어도 몸이 흔들리지 않는 사람은 양손을 무릎에 올려둔 채 상체를 깊게 숙인 뒤 엉덩이를 들어 보자.

※ 특별한 경우가 아니면, 왼쪽 마비는 위 그림과 좌우가 반대라고 생각하면 된다.

편하게 서기 위한 트레이닝

⑧ 일어서기

보행이나 이동 능력을 향상시키기 위해서는 건측 다리의 근력과 서 있는 자세에서 균형을 높이는 것이 필요하다.

앉아 있을 때 엉덩관절과 무릎관절은 '굽힘'된다. 이렇게 굽힘된 관절을 부드럽게 펴서 서 있는 자세로 연결한다. 무거운 체중을 들어 올려 앞뒤로 중심 이동하여 건측 다리와 체간의 근력 및 균형 능력을 강화한다. 무릎을 보면서 상체를 숙인다. 엉덩이를 들고 천천히 등을 일으켜 정지한다. 이어서 상체를 숙이면서 엉덩이를 내리고 이를 반복한다. 보호자는 바지 뒤축을 가볍게 잡고 마비측 다리의 무릎을 잡아 넘어지는 것을 예방한다.

1 무릎을 보고 앉는다

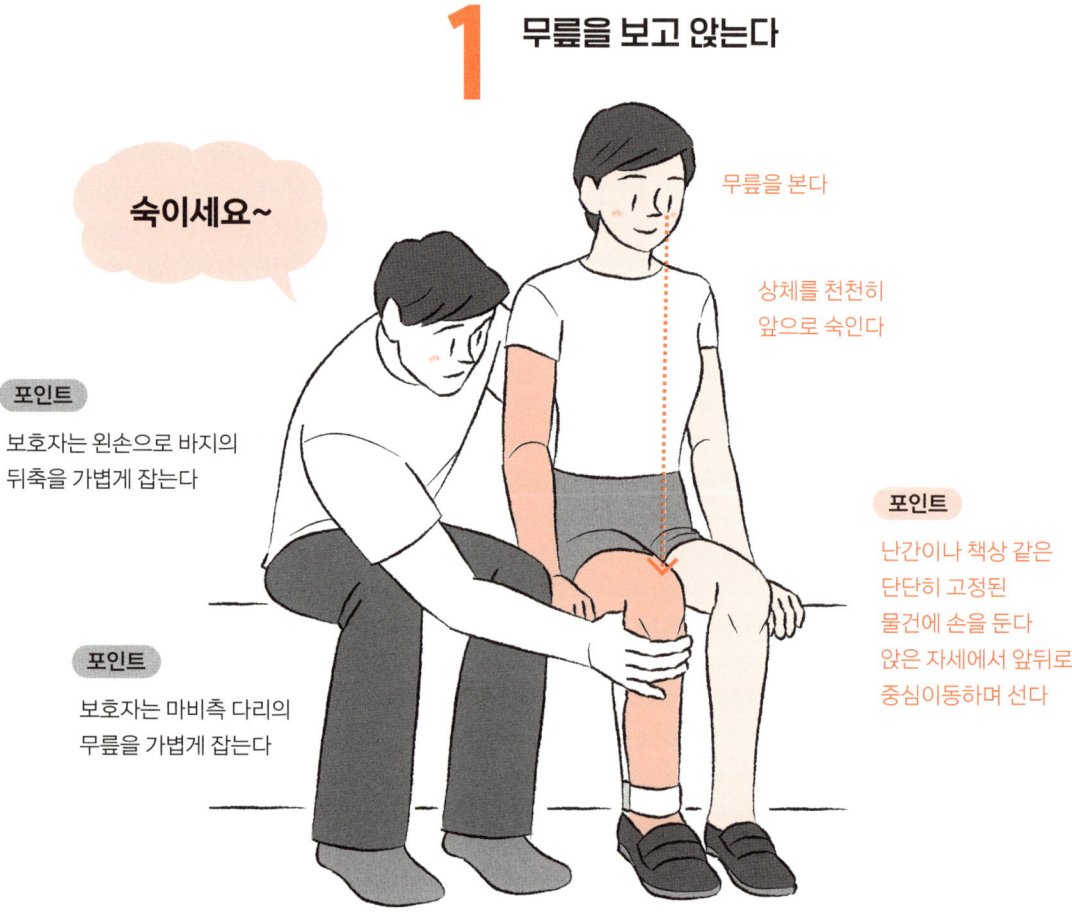

숙이세요~

무릎을 본다

상체를 천천히 앞으로 숙인다

포인트
보호자는 왼손으로 바지의 뒤축을 가볍게 잡는다

포인트
보호자는 마비측 다리의 무릎을 가볍게 잡는다

포인트
난간이나 책상 같은 단단히 고정된 물건에 손을 둔다 앉은 자세에서 앞뒤로 중심이동하며 선다

※ 마비측(우측) 팔다리는 진한 색으로 표시했다. 환자의 동작이나 포인트는 적색, 보호자의 동작이나 포인트는 검은색으로 표시했다.

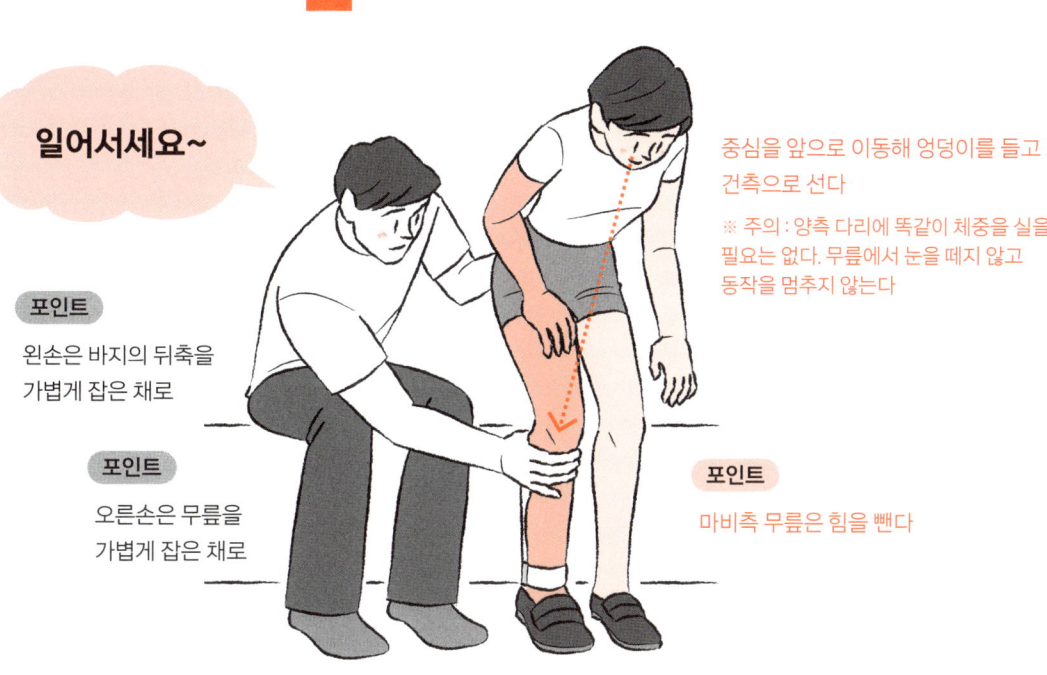

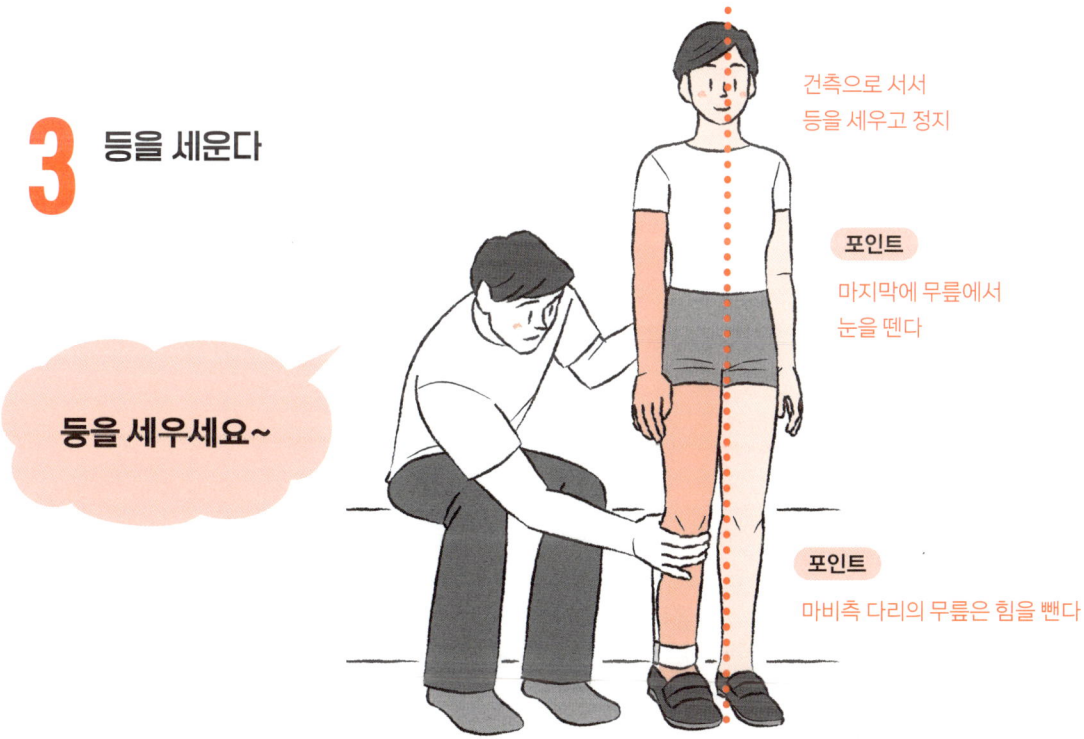

※ 특별한 경우가 아니면, 왼쪽 마비는 위 그림과 좌우가 반대라고 생각하면 된다.

4 천천히 앉는다

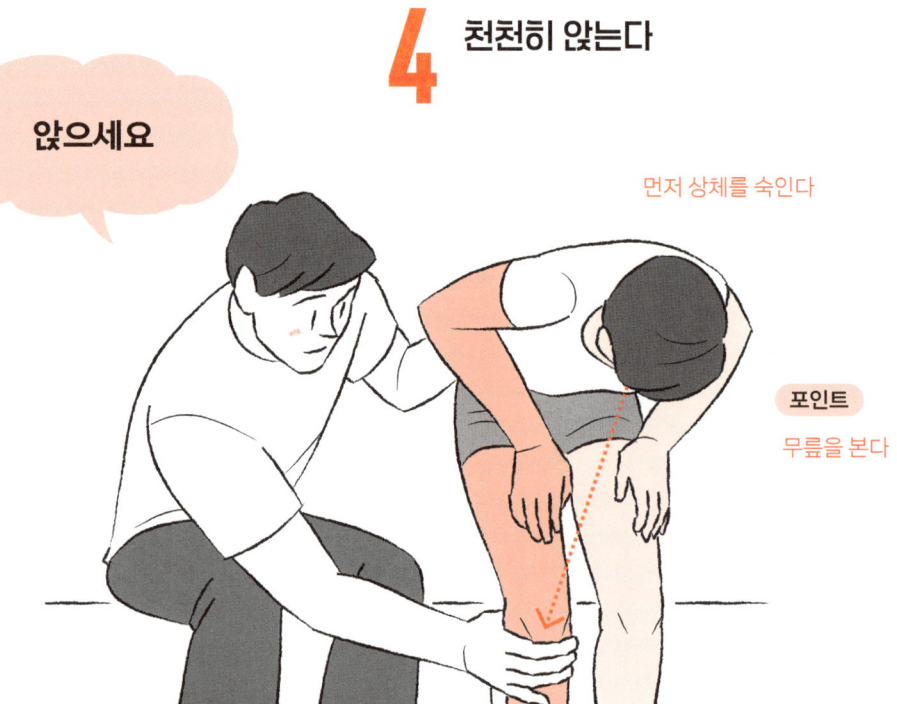

앉으세요

먼저 상체를 숙인다

포인트
무릎을 본다

중심을 뒤로 이동한 다음 천천히 엉덩이를 내린다

※ 주의 : 상체를 충분히 숙이지 않으면 털썩 주저앉게 되므로 주의한다

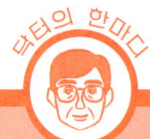
닥터의 한마디

지금까지 살펴본 ①~⑧은 앉은 자세에서 일어서는 동작을 습득하는 트레이닝입니다. 마비 증상이 개선되고 안정적으로 서 있을 수 있다면, 보호자 없이 혼자 연습(침대 모서리나 책상 등을 잡고 실시)해도 좋습니다. 하루 총 100회 이상 실시하면 더 잘 일어서게 될 것입니다. ⑨에서는 보행에 필요한 균형 잡는 법을 연습합니다. 중간중간 휴식을 취해가며 해보기 바랍니다.

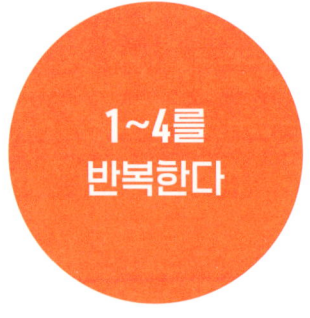

1~4를 반복한다

※ 마비측(우측) 팔다리는 진한 색으로 표시했다. 환자의 동작이나 포인트는 적색, 보호자의 동작이나 포인트는 검은색으로 표시했다.

편하게 서기 위한 트레이닝

⑨ 서서 균형 잡기

마비측 다리로 서거나 걸으려고 하면 경직이 심해진다.

그래서 이를 방지하기 위해서는 마비측 다리에 긴장을 풀고 편하게 트레이닝을 해야 한다.

그러려면 마비측 다리에 체중이 실렸을 때 자연스럽게 건측 다리로 체중을 옮겨 균형을 잡는 습관을 길러야 한다. 익숙해지면 서거나 걸을 때 편해질 것이다. 하지 보조기는 경직을 억제하는 데 도움이 된다.

마비가 없는 쪽 손으로 의자 등받이를 잡고 다리를 조금 벌리고 선다. 이때 전체 체중을 건측 다리에만 싣고 마비측 다리에는 힘을 주지 않는다. 이어서 마비측 다리로 체중을 옮긴 다음 다시 자연스럽게 건측 다리로 체중을 옮긴다. 이 동작을 20~30회 반복한다.

체중을 자연스럽게 옮기는 감각을 익힐 때까지는 보호자가 옆에 있는 것이 바람직하다.

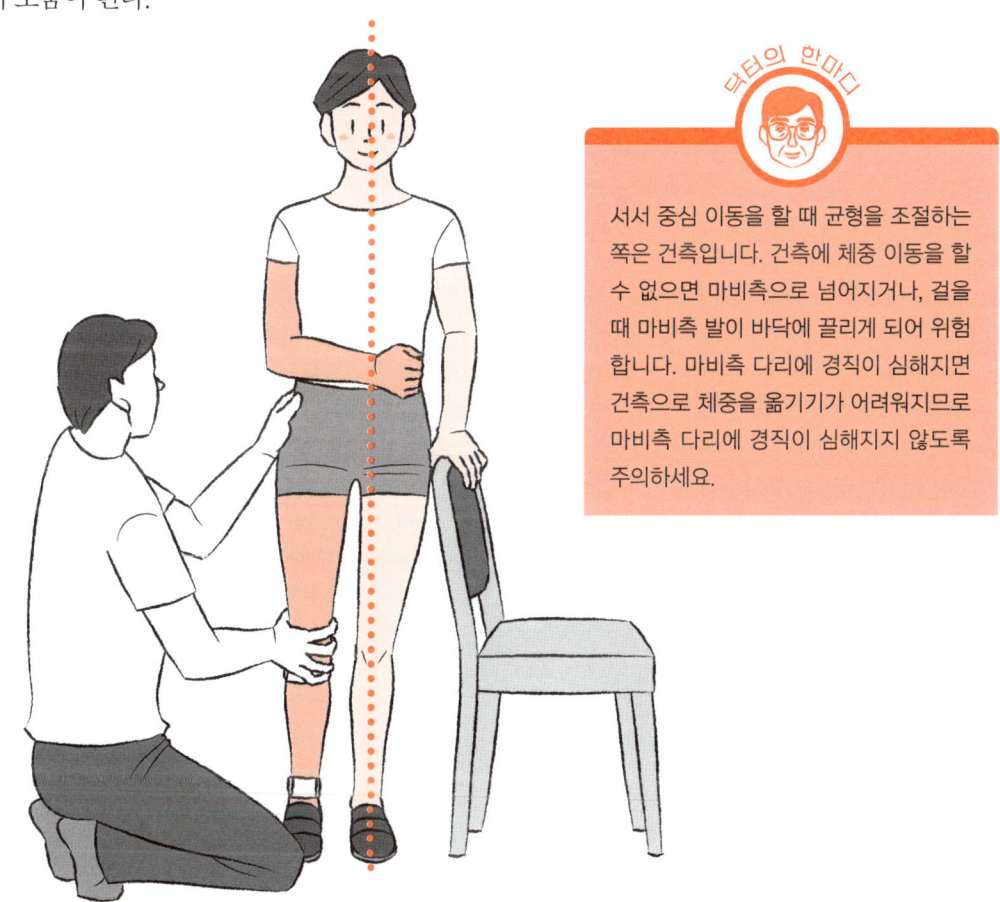

닥터의 한마디

서서 중심 이동을 할 때 균형을 조절하는 쪽은 건측입니다. 건측에 체중 이동을 할 수 없으면 마비측으로 넘어지거나, 걸을 때 마비측 발이 바닥에 끌리게 되어 위험합니다. 마비측 다리에 경직이 심해지면 건측으로 체중을 옮기기가 어려워지므로 마비측 다리에 경직이 심해지지 않도록 주의하세요.

※ 특별한 경우가 아니면, 왼쪽 마비는 위 그림과 좌우가 반대라고 생각하면 된다.

서서 균형 잡기 Ⅰ
보호자와 함께 하는 트레이닝

1 건측 다리에 체중을 싣는다

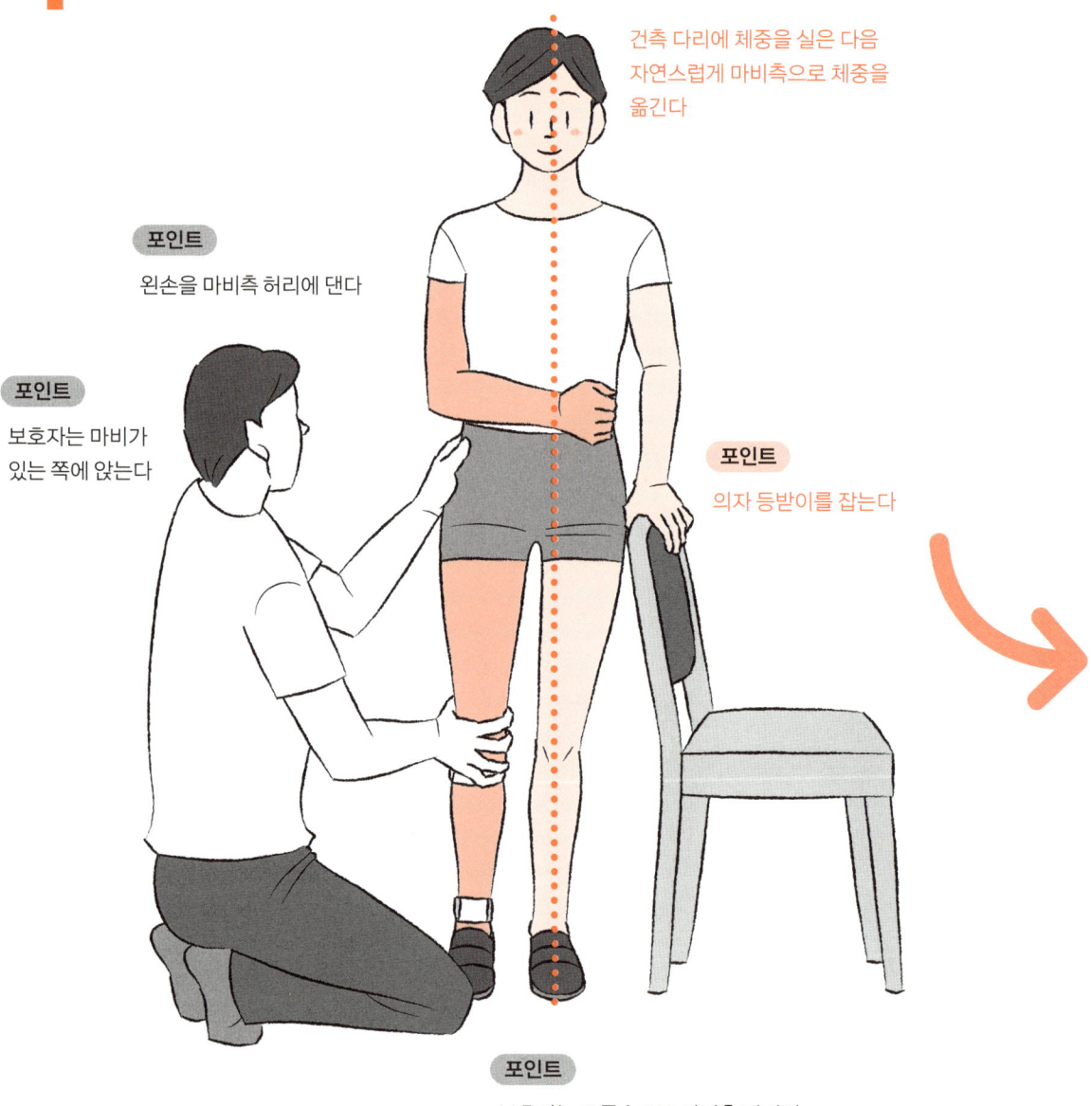

건측 다리에 체중을 실은 다음 자연스럽게 마비측으로 체중을 옮긴다

포인트
왼손을 마비측 허리에 댄다

포인트
보호자는 마비가 있는 쪽에 앉는다

포인트
의자 등받이를 잡는다

포인트
보호자는 오른손으로 마비측 다리의 무릎을 가볍게 잡는다

※ 마비측(우측) 팔다리는 진한 색으로 표시했다. 환자의 동작이나 포인트는 적색, 보호자의 동작이나 포인트는 검은색으로 표시했다.

2. 마비측 다리에서 건측 다리로 체중을 다시 옮긴다

스스로 체중을 건측으로 자연스럽게 다시 이동한다

포인트
보호자는 체중이 마비측 다리로 이동한 타이밍에 허리를 두드려 신호를 준다

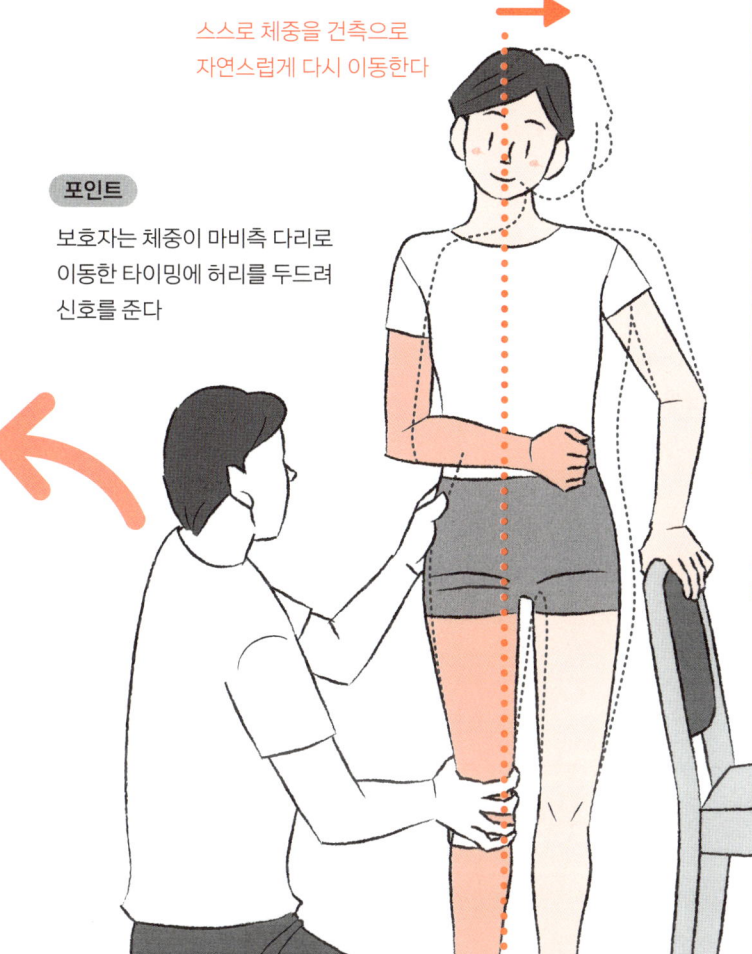

포인트
오른손은 무릎을 가볍게 잡은 채로

체중을 다시 옮기세요~

개선 포인트

마비측으로 체중을 옮길 때 마비측 다리에 너무 힘을 주지 않도록 한다.

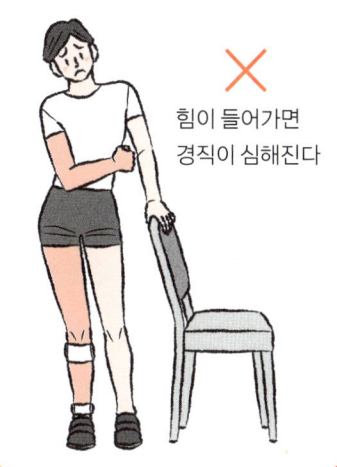

힘이 들어가면 경직이 심해진다

※ 주의: 허리가 수평으로 움직여야 좋다

포인트
마비측 다리에 힘을 주지 않는다

닥터의 한마디

다리를 지나치게 벌리고 서면 자연스럽게 체중 이동을 할 수 없습니다. 마비측 다리에 체중을 실은 다음 곧바로 건측 다리로 체중을 옮길 수 있을 정도로만 벌리세요.

※ 특별한 경우가 아니면, 왼쪽 마비는 위 그림과 좌우가 반대라고 생각하면 된다.

서서 균형 잡기 II

보호자 없이 하는 트레이닝

1 건측 다리에 체중을 싣는다

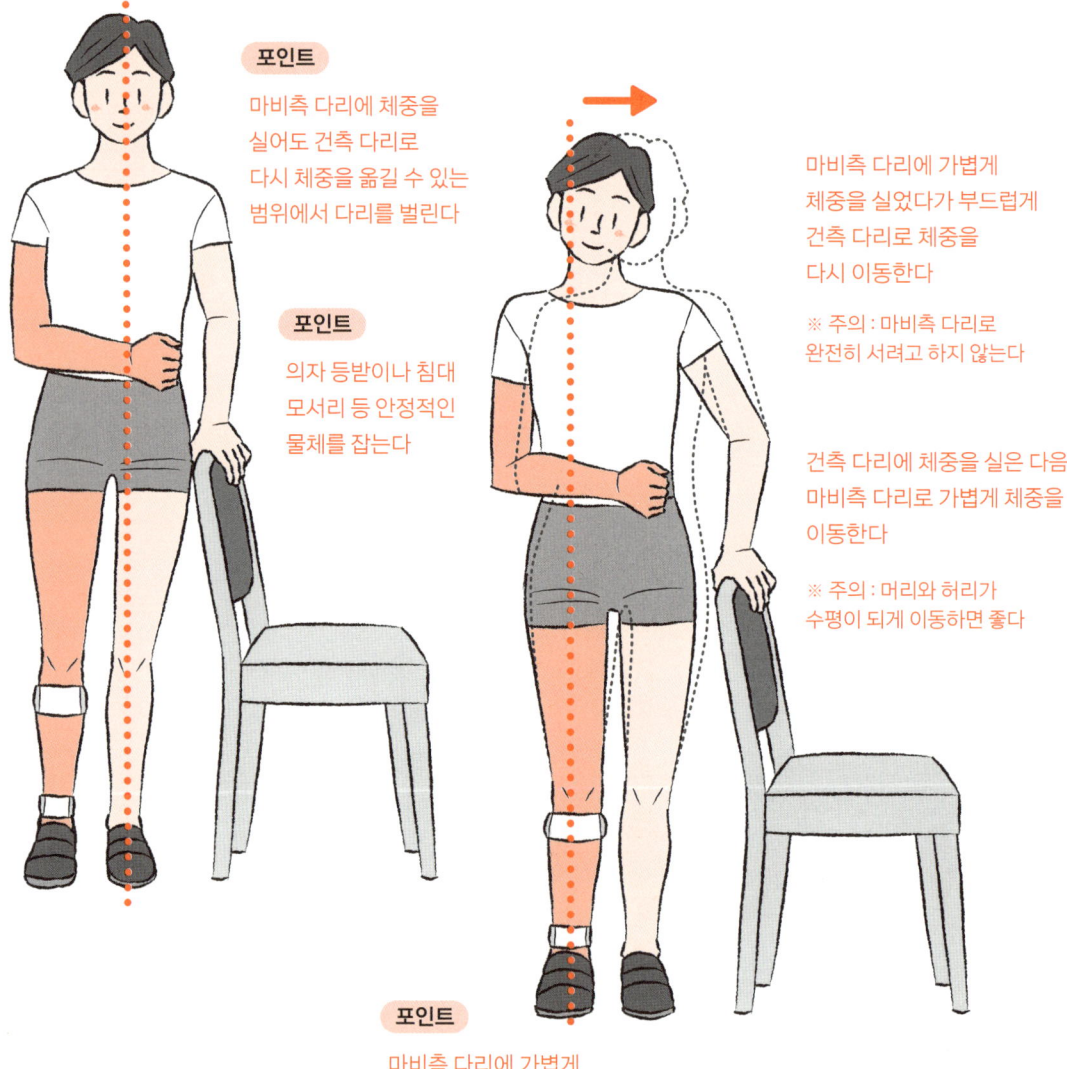

포인트
마비측 다리에 체중을 실어도 건측 다리로 다시 체중을 옮길 수 있는 범위에서 다리를 벌린다

포인트
의자 등받이나 침대 모서리 등 안정적인 물체를 잡는다

포인트
마비측 다리에 가볍게 체중을 싣는다
※ 주의 : 체중을 완전히 실어서는 안 된다

마비측 다리에 가볍게 체중을 실었다가 부드럽게 건측 다리로 체중을 다시 이동한다

※ 주의 : 마비측 다리로 완전히 서려고 하지 않는다

건측 다리에 체중을 실은 다음 마비측 다리로 가볍게 체중을 이동한다

※ 주의 : 머리와 허리가 수평이 되게 이동하면 좋다

2 건측 다리로 체중을 다시 옮긴다

※ 마비측(우측) 팔다리는 진한 색으로 표시했다.

〈편하게 서기 위한 트레이닝〉 체크!

여기까지 트레이닝 했다면 할 수 있는 동작을 체크해 보자.

할 수 있다=○ 조금 할 수 있다=△

앉아서 상체 숙이기	발꿈치를 움직이지 않고 상체를 숙일 수 있다.
좌우로 왔다 갔다	상체를 흔들리지 않고 좌우로 기울일 수 있다.
건측 무릎 들기	무릎을 들었을 때 흔들림이 없다.
한쪽 손에 체중 싣기	마비측 손에 체중을 실은 뒤 부드럽게 다시 돌아갈 수 있다.
발목 잡기 I	흔들림 없이 건측 다리의 발목을 잡을 수 있다.
발목 잡기 II	흔들림 없이 마비측 다리의 발목을 잡을 수 있다.
엉덩이 들기	엉덩이를 들어 2~3초 동안 정지할 수 있다.
일어서기	혼자서 자연스럽게 일어설 수 있다.
서서 균형 잡기 I	마비측 다리에 체중을 실었을 때 스스로 건측 다리에 체중을 다시 옮길 수 있다.
서서 균형 잡기 II	마비측 다리에 체중을 실었을 때, 곧바로 건측 다리에 체중을 다시 옮길 수 있나.

○가 7개 이하면 〈체간을 움직이는 트레이닝〉을 같이 한다.
○가 8개 이상이면 〈마비를 개선하는 트레이닝〉을 같이 한다.

〈걷기 트레이닝〉은 불편한 부분의 강화에도 도움이 된다. 트레이닝은 매일 하도록 하자.

체간을 움직이는 트레이닝

① 촉통 몸통 돌리기

보행이란 서 있는 자세에서 중심을 앞으로 이동시키는 전신운동으로 엉덩관절과 무릎관절, 발목관절의 정교한 움직임이 필요하다.

한쪽에 마비가 있으면 몸의 중심을 이루는 체간(몸통)의 움직임에 불균형이 나타난다. 돌아눕기 어려운 이유도 마비가 있는 쪽의 움직임이 둔하기 때문이다. 그래서 몸통을 돌릴 때 허리가 따라가지 않거나 허리를 옆으로 굽힐 수 없게 된다.

이때 보호자가 촉통 요법을 실시하면 환자 스스로 몸통을 돌리거나 체간을 움직일 수 있다.

보호자는 마비가 있는 쪽에 앉아 견갑대(어깨뼈(견갑골)를 중심으로 한 부위)를 누르는 동시에 허리를 재빨리 끌어당기면서 환자에게 허리를 전방으로 회전하게 한다.

1 마비측이 위로 가도록 눕는다

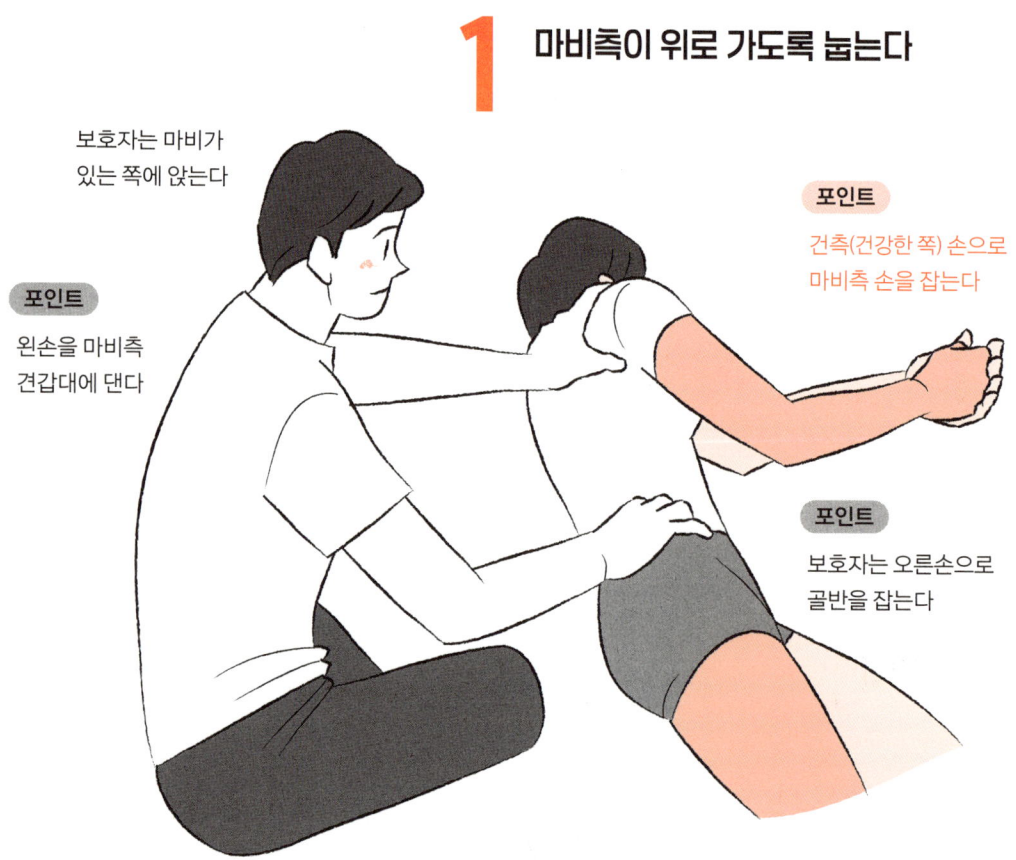

보호자는 마비가 있는 쪽에 앉는다

포인트
왼손을 마비측 견갑대에 댄다

포인트
건측(건강한 쪽) 손으로 마비측 손을 잡는다

포인트
보호자는 오른손으로 골반을 잡는다

※ 마비측(우측) 팔다리는 진한 색으로 표시했다. 환자의 동작이나 포인트는 적색, 보호자의 동작이나 포인트는 검은색으로 표시했다.

2 보호자는 견갑대를 누르는 동시에 허리를 재빨리 끌어당겨 환자에게 허리를 돌리도록 지시한다

보호자는 셋째 손가락과 넷째 손가락, 다섯째 손가락으로 허리를 빠르게 당기며 둘째 손가락으로 배를 찌르듯 누른다

※ 주의 : 보호자의 오른손과 허리의 움직임은 반대 방향이 된다. 허리를 환자 스스로 돌리기 쉽게 하기 위한 촉통이다.

보호자는 견갑대를 누른다
※ 주의 : 견갑대는 약하게 누른다

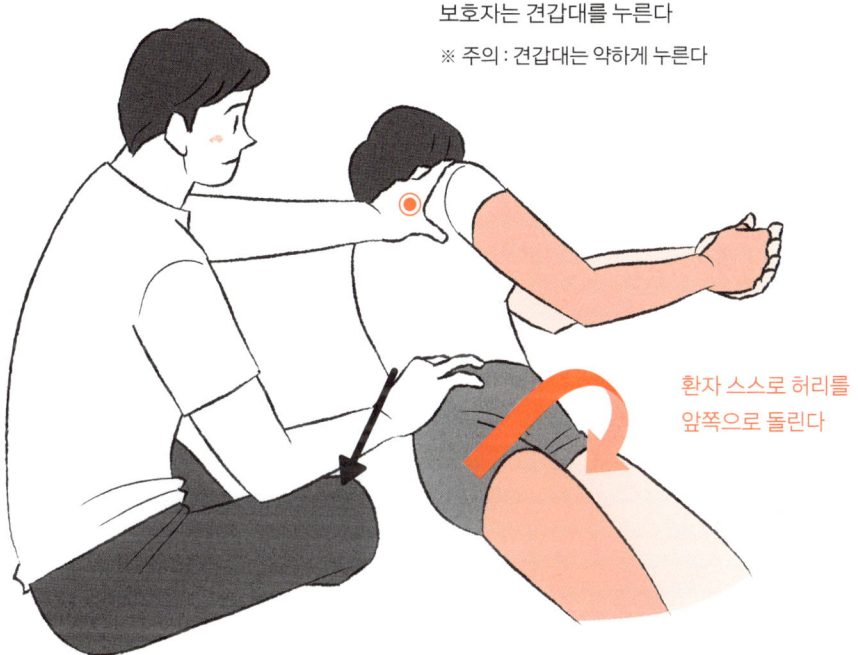

환자 스스로 허리를 앞쪽으로 돌린다

허리를 앞쪽으로 돌리세요~

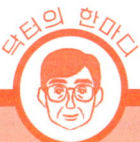

닥터의 한마디

촉통(促通)이란 마비가 있는 부위에 자극을 주어 환자가 의도한 운동을 실현하는 방법입니다. 뇌졸중으로 끊어진 신경회로를 다시 연결하는 데 그 목적이 있습니다. 또한 기존 치료법에 비해 마비의 회복을 촉진한다는 사실이 증명됐습니다. 오랜 임상 연구 끝에 발견한 촉통반복요법은 '가와히라법'이라고도 부릅니다. 이 책에서는 가정에서 할 수 있는 방법을 소개합니다.

기호 설명 ← 보호자의 동작 ← 환자의 동작 ● 누른다 ✹ 두드린다

※ 특별한 경우가 아니면, 왼쪽 마비는 위 그림과 좌우가 반대라고 생각하면 된다.

3 환자 스스로 허리를 앞쪽으로 돌린다

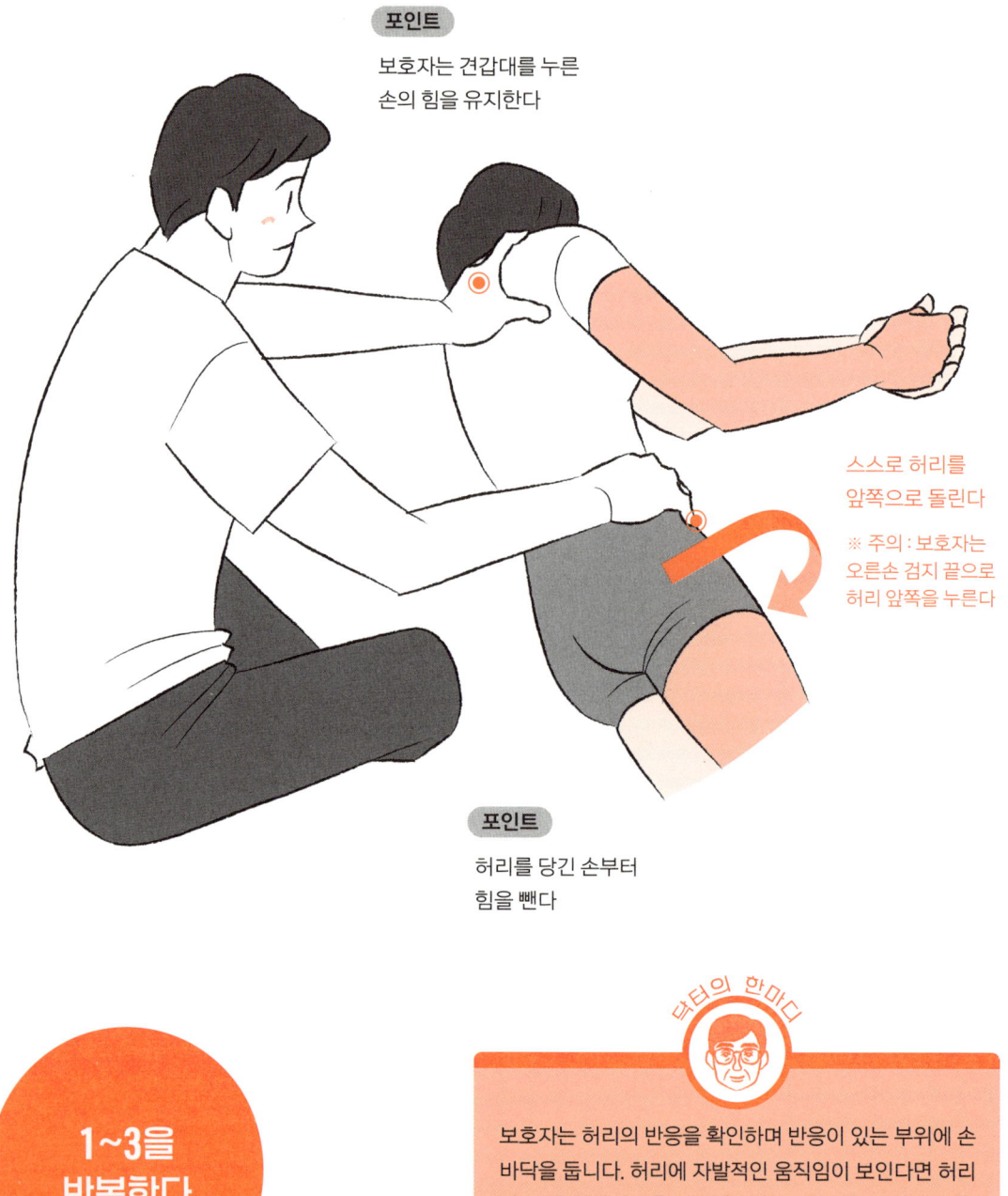

포인트
보호자는 견갑대를 누른 손의 힘을 유지한다

스스로 허리를 앞쪽으로 돌린다

※ 주의 : 보호자는 오른손 검지 끝으로 허리 앞쪽을 누른다

포인트
허리를 당긴 손부터 힘을 뺀다

1~3을 반복한다

닥터의 한마디

보호자는 허리의 반응을 확인하며 반응이 있는 부위에 손바닥을 둡니다. 허리에 자발적인 움직임이 보인다면 허리가 크게 회전하도록 격려해 주세요. 허리를 끌어당긴 후, 재빨리 오른손의 엄지손가락으로 허리의 앞부분을 찔러서 자극하면 효과적입니다.

※ 마비측(우측) 팔다리는 진한 색으로 표시했다. 환자의 동작이나 포인트는 적색, 보호자의 동작이나 포인트는 검은색으로 표시했다.

체간을 움직이는 트레이닝

② 측통 골반 끌어당기기

〈몸통 돌리기〉(48쪽~50쪽)에서 허리를 앞쪽으로 돌리는 운동을 반복한 후, 골반을 끌어당기는 측통을 추가로 실시하면 걸을 때 발을 들기 쉬워진다.

혼자서 좀처럼 끌어당길 수 없는 사람은 〈뒤로 엉덩이 걷기〉(60쪽)를 통해 허리를 드는 감각을 익혀 보자.

1 마비측이 위로 오도록 해서 눕는다

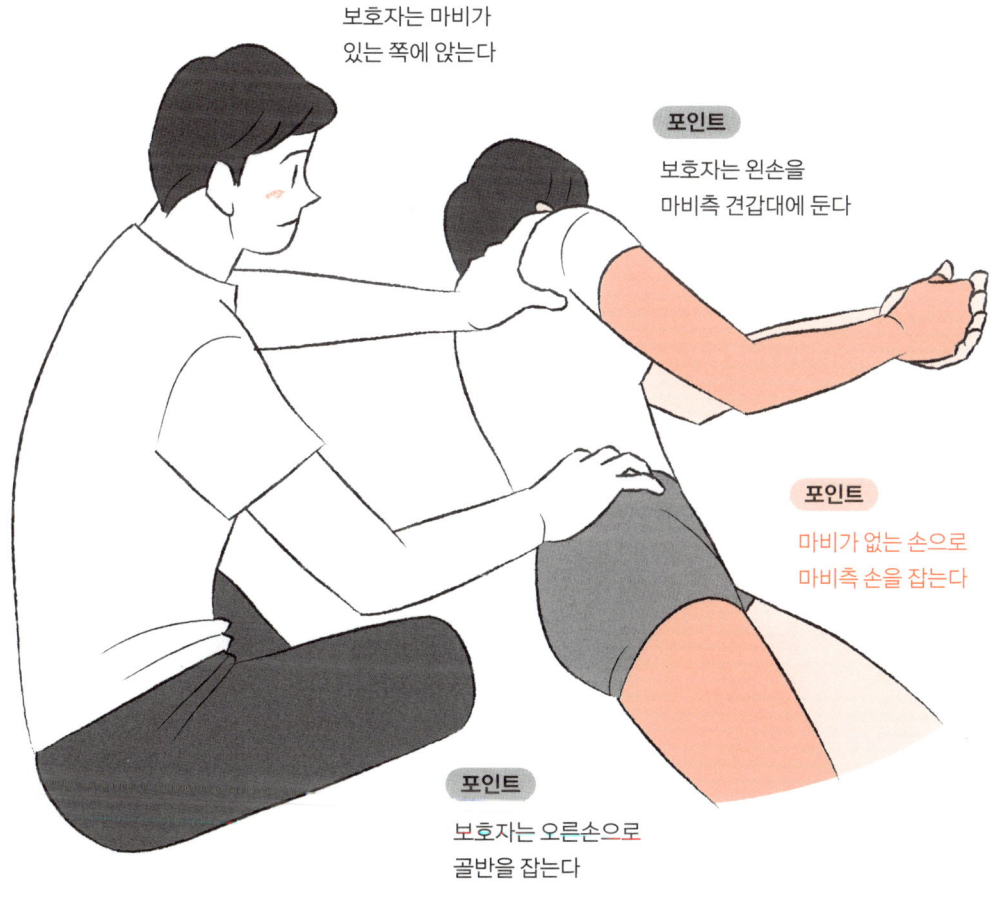

보호자는 마비가 있는 쪽에 앉는다

포인트
보호자는 왼손을 마비측 견갑대에 둔다

포인트
마비가 없는 손으로 마비측 손을 잡는다

포인트
보호자는 오른손으로 골반을 잡는다

※ 특별한 경우가 아니면, 왼쪽 마비는 위 그림과 좌우가 반대라고 생각하면 된다.

2 보호자가 몸의 측면을 늘인다

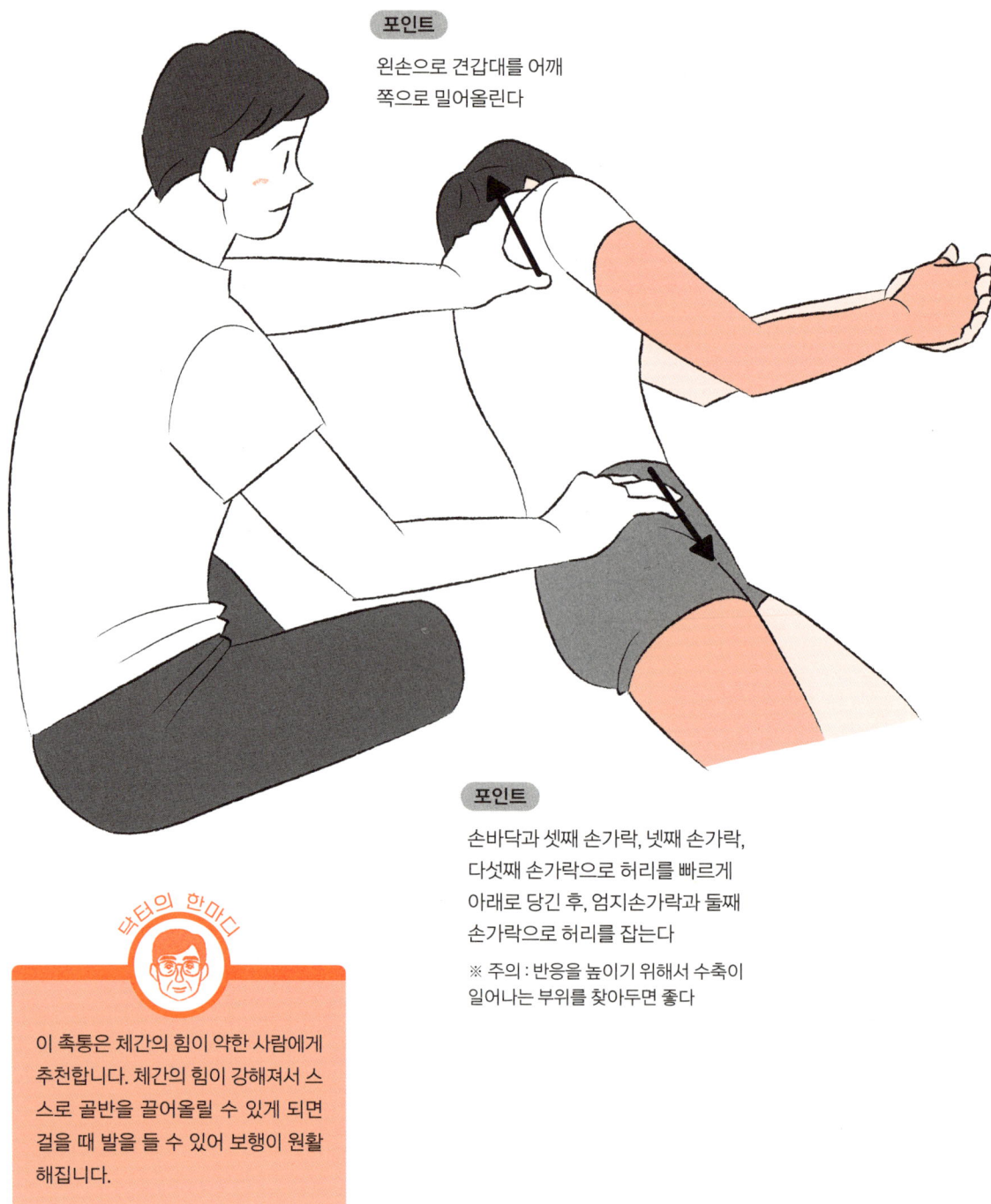

포인트
왼손으로 견갑대를 어깨 쪽으로 밀어올린다

포인트
손바닥과 셋째 손가락, 넷째 손가락, 다섯째 손가락으로 허리를 빠르게 아래로 당긴 후, 엄지손가락과 둘째 손가락으로 허리를 잡는다

※ 주의 : 반응을 높이기 위해서 수축이 일어나는 부위를 찾아두면 좋다

닥터의 한마디
이 촉통은 체간의 힘이 약한 사람에게 추천합니다. 체간의 힘이 강해져서 스스로 골반을 끌어올릴 수 있게 되면 걸을 때 발을 들 수 있어 보행이 원활해집니다.

※ 마비측(우측) 팔다리는 진한 색으로 표시했다. 환자의 동작이나 포인트는 적색, 보호자의 동작이나 포인트는 검은색으로 표시했다.

3 스스로 골반을 끌어 올린다

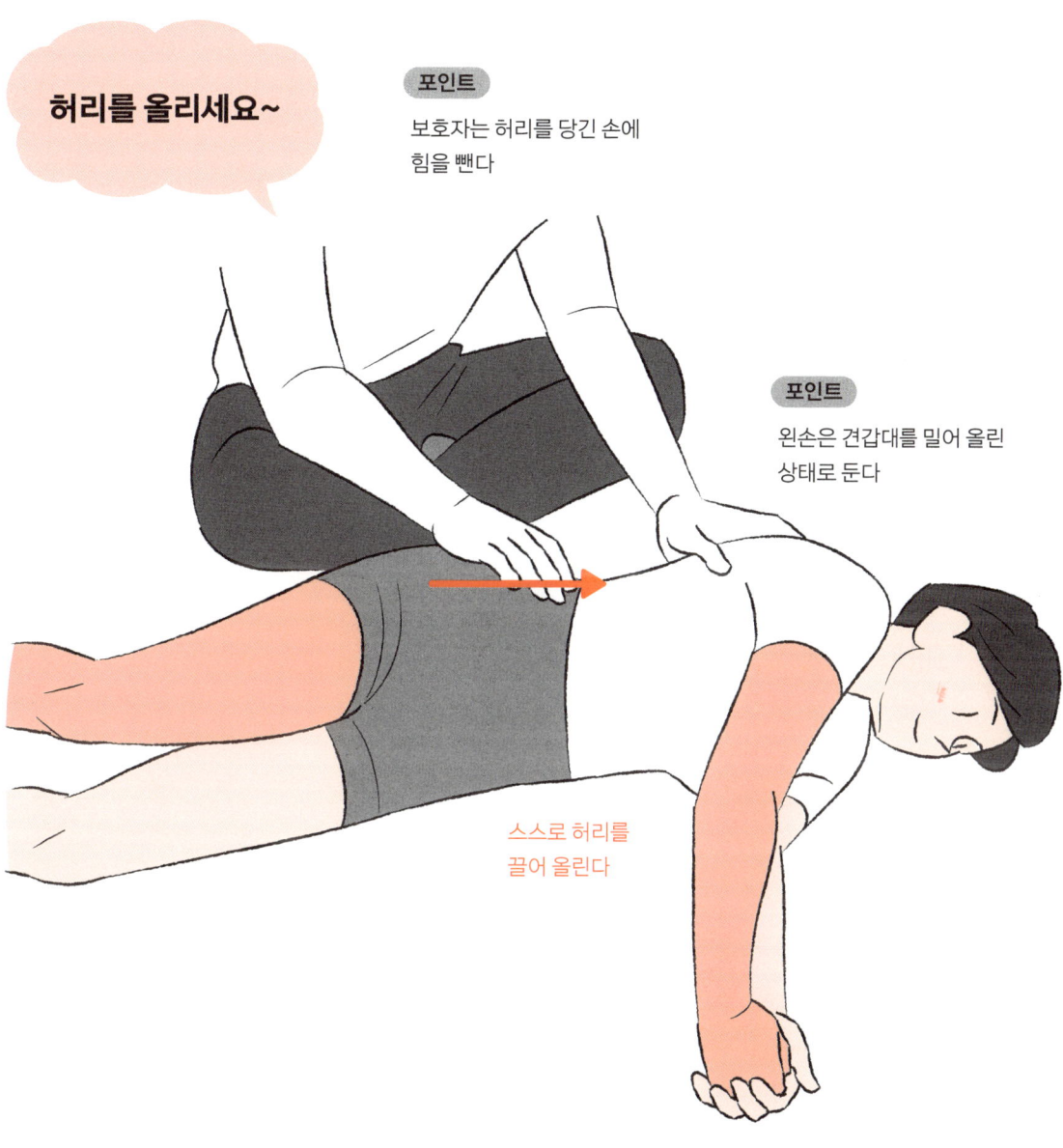

허리를 올리세요~

포인트
보호자는 허리를 당긴 손에 힘을 뺀다

포인트
왼손은 견갑대를 밀어 올린 상태로 둔다

스스로 허리를 끌어 올린다

기호 설명   ← 보호자의 동작   ← 환자의 동작   ● 누른다   ✋ 두드린다

※ 특별한 경우가 아니면, 왼쪽 마비는 위 그림과 좌우가 반대라고 생각하면 된다.

체간을 움직이는 트레이닝

③ 돌아누워 일어나기

대부분은 이불에서 일어날 때, 먼저 오른쪽이나 왼쪽 중 어느 한쪽으로 돌아누운 다음 팔을 짚고 그 상태에서 상체를 일으킨다. 이때 한쪽에 마비가 있으면 몸통을 돌릴 때 허리가 따라가지 않는다.

걸을 때도 우리는 골반이나 몸통을 움직여 다리를 앞으로 이동한다. 돌아눕기와 일어서기를 원활하게 하는 것을 목표로 체간의 동작을 강화하자. 등을 바닥에 대고 누워 양손을 얼굴 위에서 잡는다. 이 동작을 마비가 없는 측으로 움직인다. 이때 옆이 아니라 비스듬히 아래로 몸을 둥글게 말면서 움직여야 허리가 함께 따라와 편하게 일어설 수 있다.

게다가 이 트레이닝은 운동 기능의 향상을 목표로 하는 환자의 자발적인 운동을 촉진한다. 보호자가 환자를 간병할 때 하는 방법과는 다르므로 주의하기 바란다.

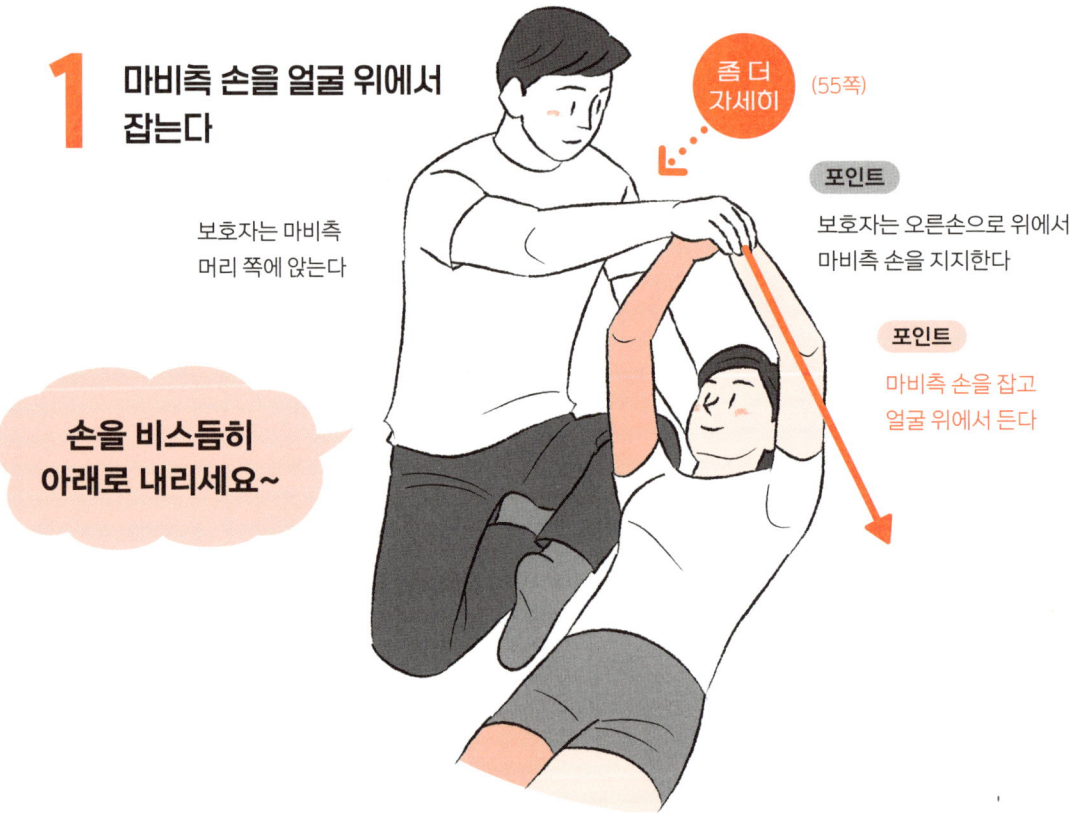

1 마비측 손을 얼굴 위에서 잡는다

보호자는 마비측 머리 쪽에 앉는다

좀 더 자세히 (55쪽)

포인트 보호자는 오른손으로 위에서 마비측 손을 지지한다

포인트 마비측 손을 잡고 얼굴 위에서 든다

손을 비스듬히 아래로 내리세요~

※ 마비측(우측) 팔다리는 진한 색으로 표시했다. 환자의 동작이나 포인트는 적색, 보호자의 동작이나 포인트는 검은색으로 표시했다.

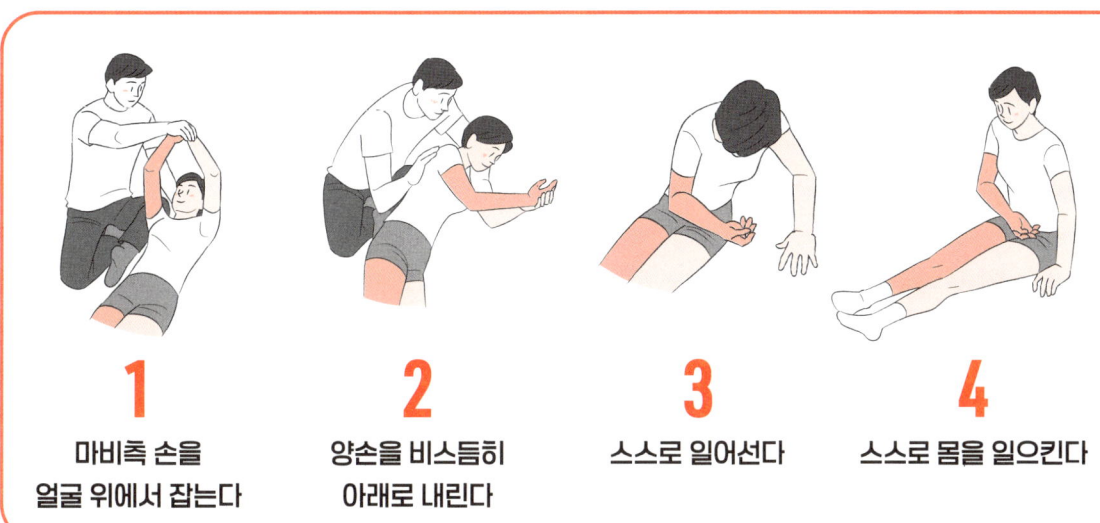

1 마비측 손을 얼굴 위에서 잡는다

2 양손을 비스듬히 아래로 내린다

3 스스로 일어선다

4 스스로 몸을 일으킨다

좀 더 자세히

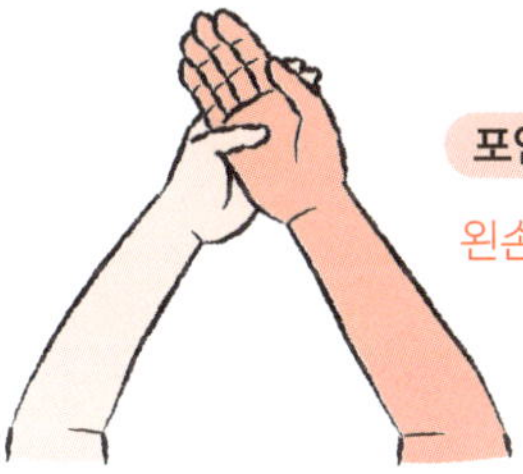

포인트
왼손으로 마비측 손을 잡는다

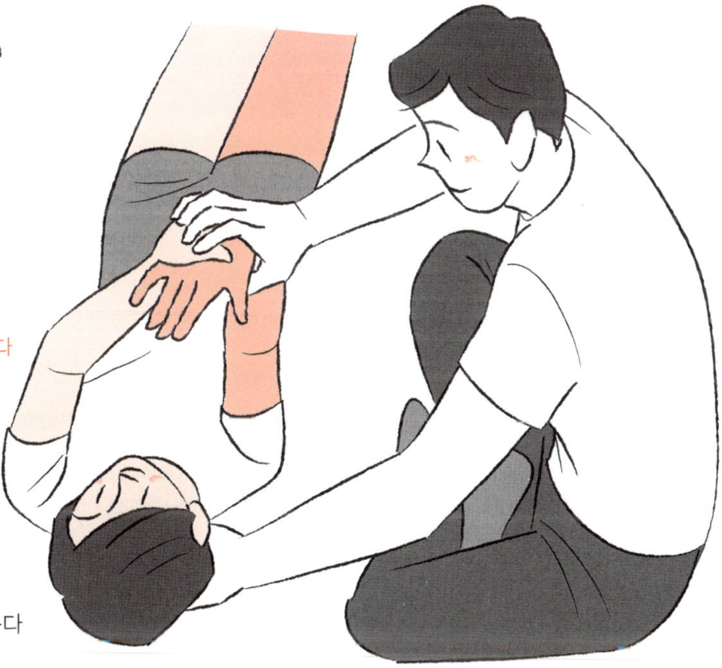

포인트
마비측 손의 손바닥이 얼굴을 향한다
※ 주의 : 마비측 손을 바라본다

포인트
보호자의 왼손을 머릿밑에 집어넣는다

※ 특별한 경우가 아니면, 왼쪽 마비는 위 그림과 좌우가 반대라고 생각하면 된다.

2. 머리를 들어 몸을 둥글게 말고 양손을 비스듬히 아래로 내린다

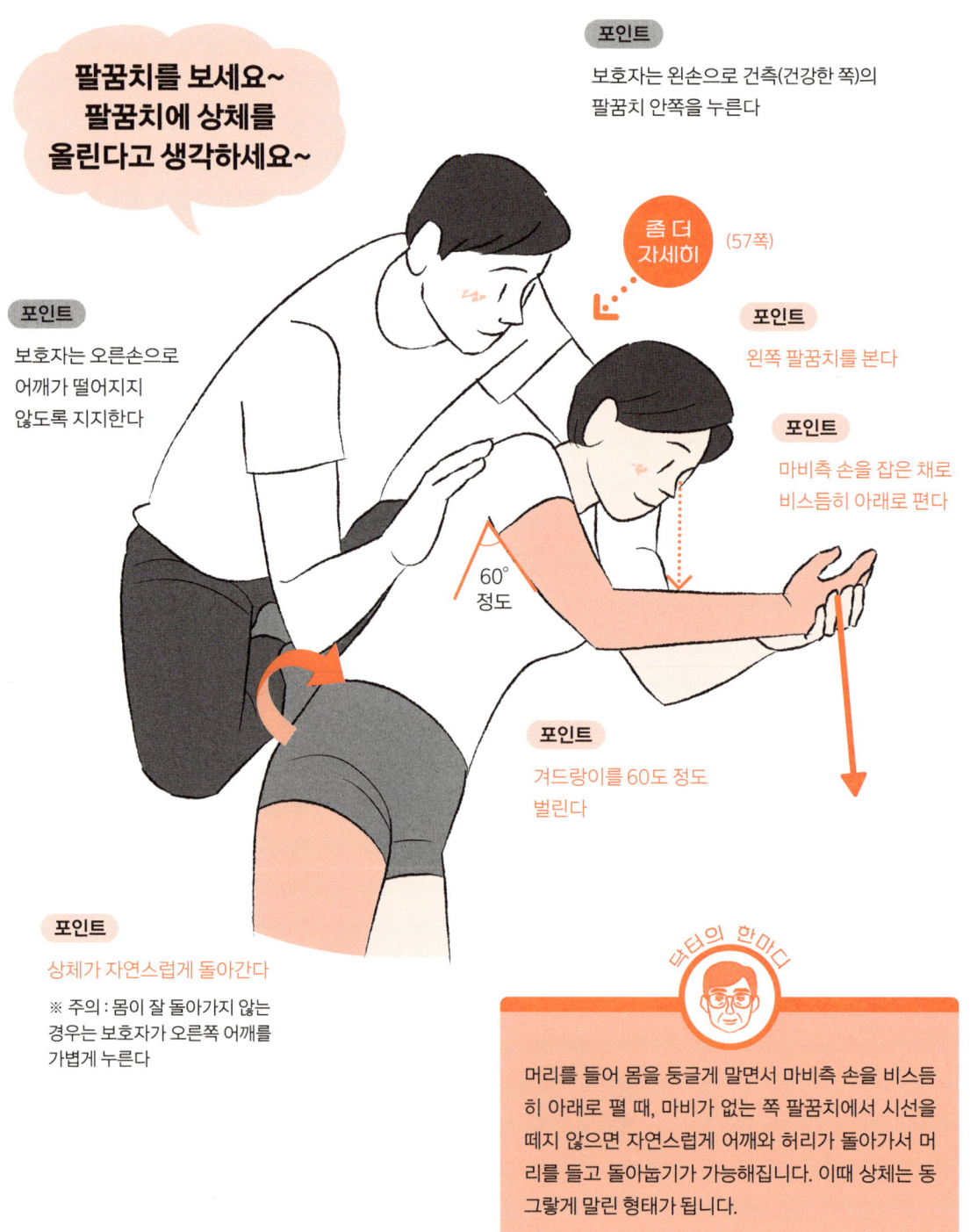

팔꿈치를 보세요~
팔꿈치에 상체를 올린다고 생각하세요~

포인트
보호자는 왼손으로 건측(건강한 쪽)의 팔꿈치 안쪽을 누른다

포인트
보호자는 오른손으로 어깨가 떨어지지 않도록 지지한다

좀 더 자세히 (57쪽)

포인트
왼쪽 팔꿈치를 본다

포인트
마비측 손을 잡은 채로 비스듬히 아래로 편다

60° 정도

포인트
겨드랑이를 60도 정도 벌린다

포인트
상체가 자연스럽게 돌아간다

※ 주의 : 몸이 잘 돌아가지 않는 경우는 보호자가 오른쪽 어깨를 가볍게 누른다

닥터의 한마디

머리를 들어 몸을 둥글게 말면서 마비측 손을 비스듬히 아래로 펼 때, 마비가 없는 쪽 팔꿈치에서 시선을 떼지 않으면 자연스럽게 어깨와 허리가 돌아가서 머리를 들고 돌아눕기가 가능해집니다. 이때 상체는 동그랗게 말린 형태가 됩니다.

※ 마비측(우측) 팔다리는 진한 색으로 표시했다. 환자의 동작이나 포인트는 적색, 보호자의 동작이나 포인트는 검은색으로 표시했다.

개선 포인트

양손을 내릴 때 상체를 둥글게 말지 않으면 혼자서 몸을 일으킬 수 없다. 팔꿈치 위에 상체를 올린다는 생각으로 몸을 돌려보자.

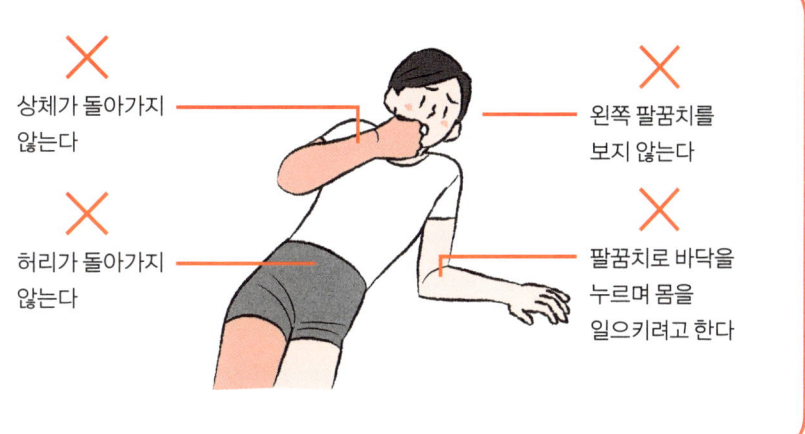

- ✕ 상체가 돌아가지 않는다
- ✕ 허리가 돌아가지 않는다
- ✕ 왼쪽 팔꿈치를 보지 않는다
- ✕ 팔꿈치로 바닥을 누르며 몸을 일으키려고 한다

좀 더 자세히

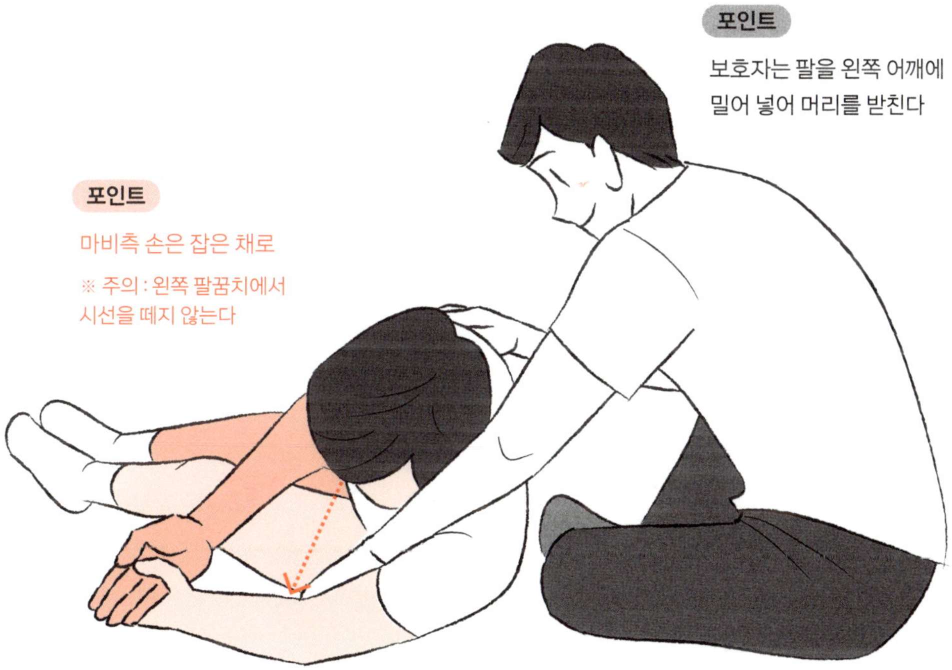

포인트
보호자는 팔을 왼쪽 어깨에 밀어 넣어 머리를 받친다

포인트
마비측 손은 잡은 채로
※ 주의 : 왼쪽 팔꿈치에서 시선을 떼지 않는다

포인트
보호자는 왼손으로 팔꿈치의 안쪽을 누른다

※ 특별한 경우가 아니면, 왼쪽 마비는 위 그림과 좌우가 반대라고 생각하면 된다.

3 스스로 몸을 일으킨다

보호자는 손을 떼고 지켜본다

좀 더 자세히 (아래 그림)

포인트
왼쪽 팔꿈치에서 눈을 떼지 않는다

포인트
마비가 없는 쪽 손으로 바닥을 누른다

포인트
마비측 손은 떼도 좋다

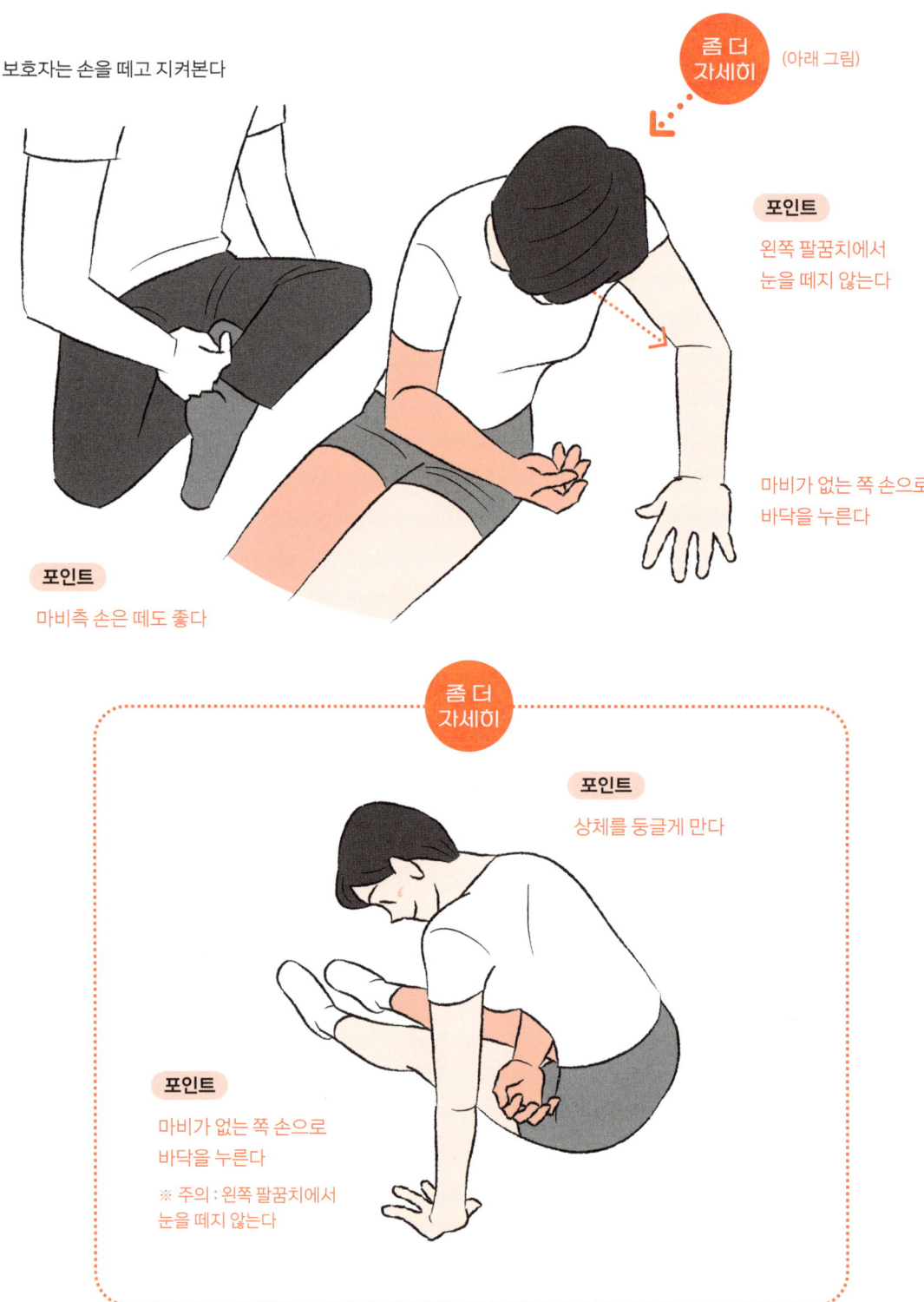

좀 더 자세히

포인트
상체를 둥글게 만다

포인트
마비가 없는 쪽 손으로 바닥을 누른다
※ 주의 : 왼쪽 팔꿈치에서 눈을 떼지 않는다

※ 마비측(우측) 팔다리는 진한 색으로 표시했다. 환자의 동작이나 포인트는 적색, 보호자의 동작이나 포인트는 검은색으로 표시했다.

4 스스로 몸을 일으킨다

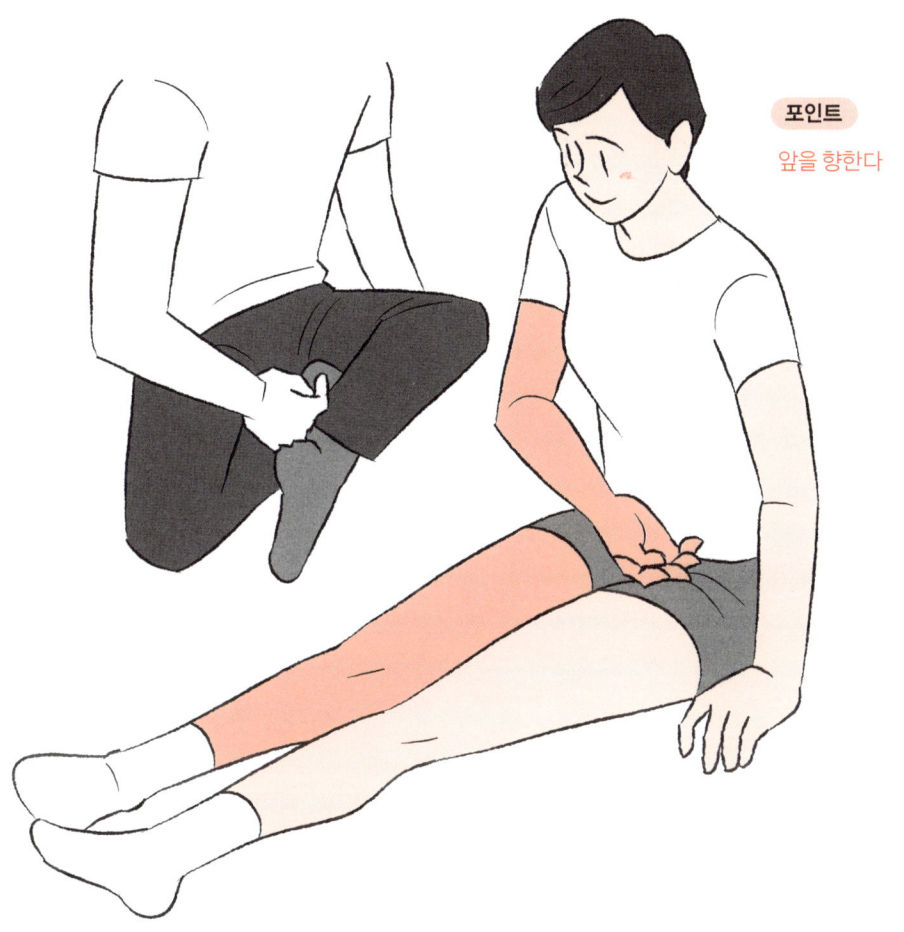

포인트
앞을 향한다

1~4를
반복한다

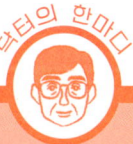

보호자가 손을 대고 있기는 하지만 기본적으로 스스로 돌아눕고 일어서게 합니다. 겨드랑이의 각도가 좁으면 팔꿈치가 경직되어 몸을 일으키기 어려우므로 60도 정도 벌립니다. 마지막까지 왼쪽 팔꿈치에서 눈을 떼지 않도록 주의하세요. 2까지 혼자서 할 수 있으면 보호자 없이 해도 됩니다.

※ 특별한 경우가 아니면, 왼쪽 마비는 위 그림과 좌우가 반대라고 생각하면 된다.

체간을 움직이는 트레이닝

④ 뒤로 엉덩이 걷기

걷기 위해서는 골반을 들어 발을 바닥에서 떼는 동작이 필요하다. 그런데 '골반 들기' 동작은 편마비가 있으면 매우 어렵다.

그래서 '엉덩이 걷기'와 더불어 좀 더 쉬운 '뒤로 엉덩이 걷기'를 트레이닝하면 좋다. ('엉덩이 걷기'는 《뇌졸중 손·팔 재활 교과서》 참고)

이 트레이닝은 보호자 없이 스스로 엉덩이를 들면서 좌우 번갈아 뒤로 이동한다. '엉덩이를 드는' 동작은 걸을 때 발을 바닥에서 드는 동작으로 이어진다.

앞으로 이동하는 '엉덩이 걷기'도 다시 설명할 테니 함께 해보기 바란다.

1 바닥에 앉는다

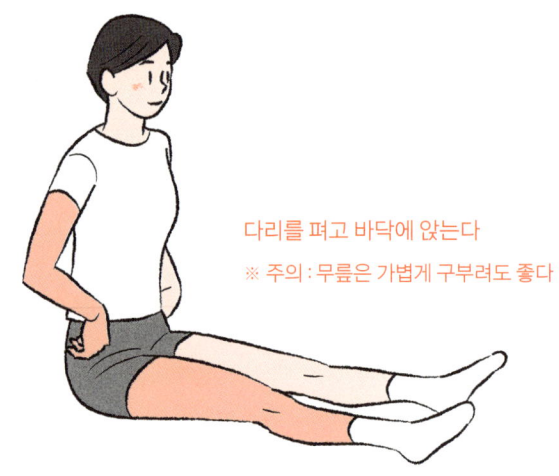

다리를 펴고 바닥에 앉는다
※ 주의 : 무릎은 가볍게 구부려도 좋다

2 한쪽 엉덩이를 든다

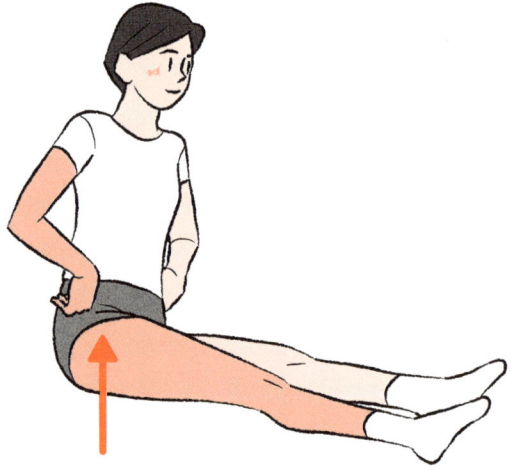

※ 마비측(우측) 팔다리는 진한 색으로 표시했다.

3 뒤로 이동한다

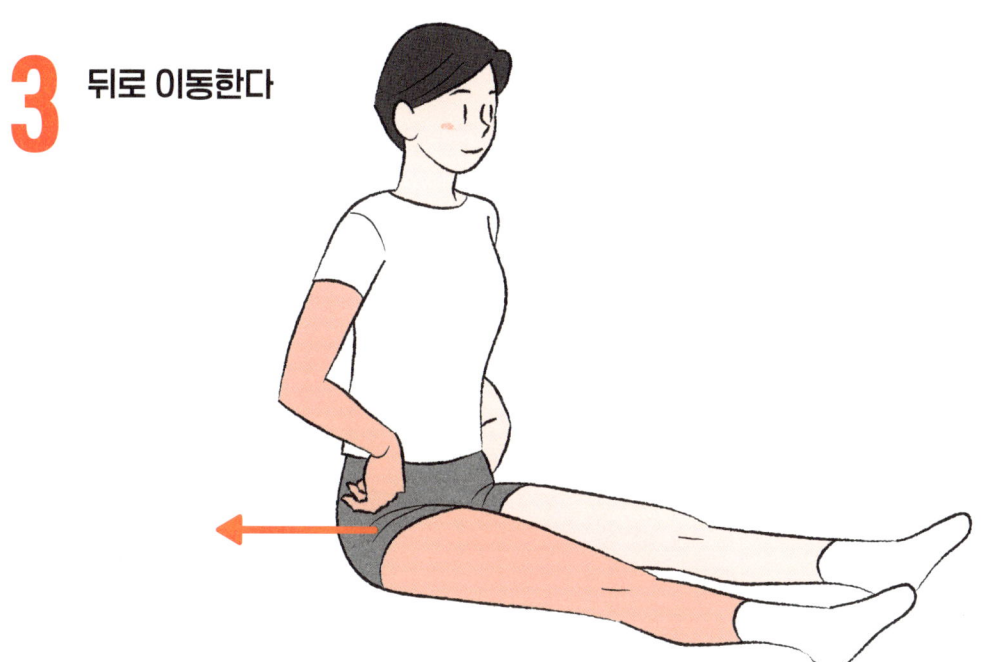

4 반대쪽 엉덩이를 든다

반대쪽을 들고 뒤로 이동한다

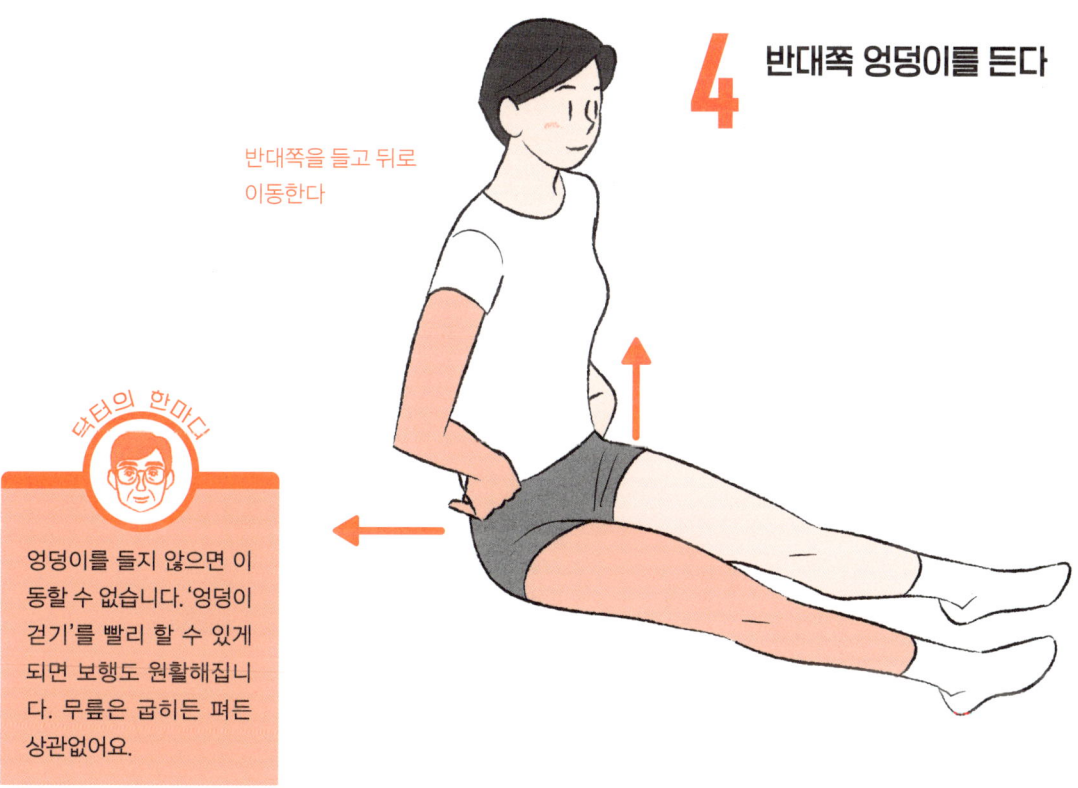

닥터의 한마디

엉덩이를 들지 않으면 이동할 수 없습니다. '엉덩이 걷기'를 빨리 할 수 있게 되면 보행도 원활해집니다. 무릎은 굽히든 펴든 상관없어요.

※ 특별한 경우가 아니면, 왼쪽 마비는 위 그림과 좌우가 반대라고 생각하면 된다.

체간을 움직이는 트레이닝

⑤ 엉덩이 걷기

1 바닥에 앉는다
보호자는 양쪽 무릎을 그림처럼 엉덩이에 댄다.

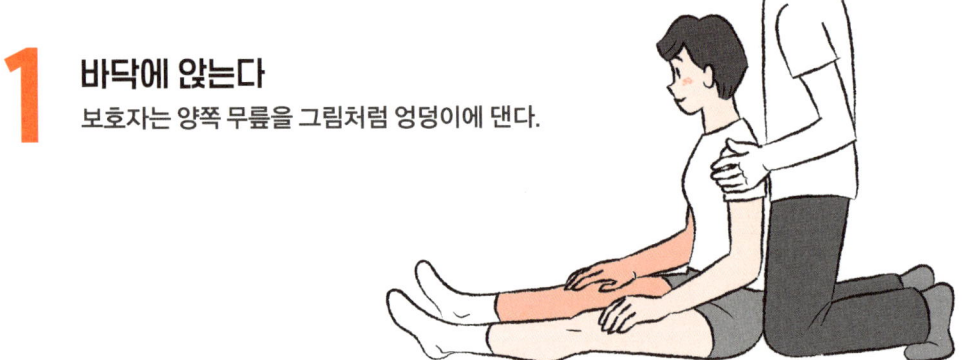

2 왼쪽 엉덩이를 들고 앞으로 나아간다
보호자는 어깨를 오른쪽으로 기울이면서 왼쪽 무릎으로 엉덩이를 민다.

자, 왼쪽

포인트
왼쪽 엉덩이를 든다

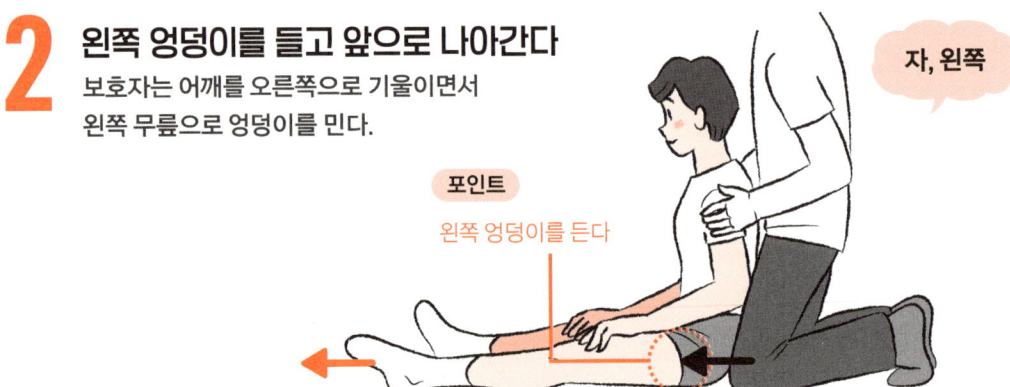

3 오른쪽 엉덩이를 들고 앞으로 나아간다
보호자는 어깨를 왼쪽으로 기울이면서 오른쪽 무릎으로 엉덩이를 민다.

자, 오른쪽

포인트
오른쪽 엉덩이를 든다

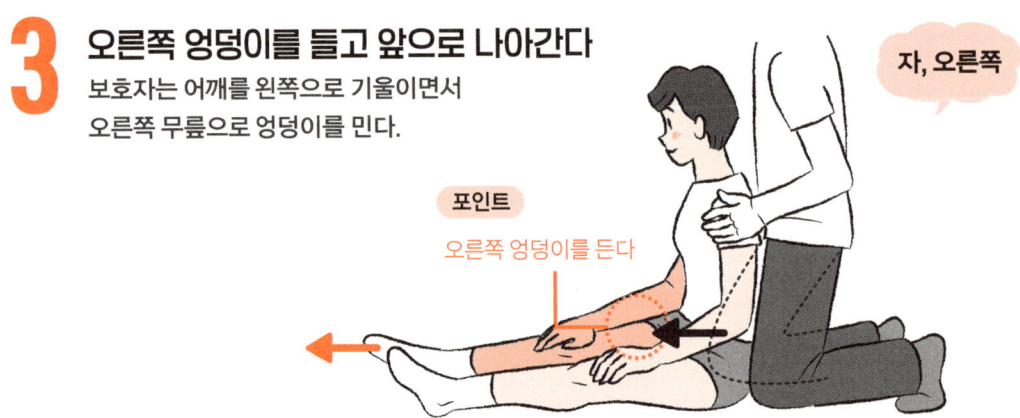

4 2로 돌아가 반복한다

※ 마비측(우측) 팔다리는 진한 색으로 표시했다. 환자의 동작이나 포인트는 적색, 보호자의 동작이나 포인트는 검은색으로 표시했다.

〈체간을 움직이는 트레이닝〉 체크!

여기까지 트레이닝 했다면 할 수 있는 동작을 체크해 보자.

할 수 있다=○ 조금 할 수 있다=△

체간 돌리기	보호자가 있으면 마비가 있는 쪽 허리를 뒤에서 앞으로 돌린다.	
	환자 스스로 마비가 있는 측 허리를 뒤에서 앞으로 크게 돌린다.	
골반 끌어올리기	보호자가 마비가 있는 쪽 허리를 끌어당긴다.	
	환자 스스로 마비가 있는 쪽 허리를 끌어당긴다.	
돌아누워 일어서기	돌아누울 때 양손을 비스듬히 뻗는다.	
	건측 팔꿈치로 바닥을 밀며 몸을 일으킨다.	
	환자 스스로 부드럽게 몸을 일으킬 수 있다.	
뒤로 엉덩이 걷기	좌우 번갈아 엉덩이를 든다.	
	뒤로 엉덩이를 이동한다.	
엉덩이 걷기	혼자 앞으로 나아간다.	

○가 7개 이하면 잘 안 되는 프로그램과
엉덩관절 및 무릎관절의 〈마비를 개선하는 트레이닝〉 ①~③을 매일 반복한다.
○가 8개 이상이면 잘 안 되는 프로그램과 〈마비를 개선하는 트레이닝〉 ①~④를 같이 한다.

〈걷기 트레이닝〉은 불편한 부분의 강화에도 도움이 된다. 트레이닝은 매일 하도록 하자.

※ 특별한 경우가 아니면, 왼쪽 마비는 위 그림과 좌우가 반대라고 생각하면 된다.

마비를 개선하는 트레이닝

① 촉통 엉덩관절 움직이기

마비측 다리는 무릎을 편 상태일 때 경직되기 쉽다. 한번 경직되면 다리를 모으거나 벌리는 동작도 스스로 하기 쉽지 않다.

전형적인 편마비의 보행은 마비측 다리를 내밀 때 엉덩관절의 벌림·가쪽돌림을 하면서 마비측 다리를 모아 무릎관절의 굽힘, 발목관절의 등쪽굽힘을 하여(대부분의 경우 발목관절의 등쪽굽힘은 잘 나타나지 않는다) 발을 든다. 착지할 때는 새끼발가락 쪽의 앞발 부분을 내디디며 엉덩관절의 폄·모음·안쪽모음이 일어난다.

우선 보행할 때 중요한 엉덩관절의 움직임을 조금이라도 개선해 보자. 무릎을 가볍게 구부린 상태에서 하면 경직이 잘 발생하지 않으므로 무릎 밑에 베개나 돌돌 만 수건을 놓고 무릎을 올려 구부린 상태를 유지하는 것이 좋다.

이 트레이닝에서 사용하는 용어

엉덩관절 벌림·가쪽돌림의 보행 예
보조기를 착용하지 않은 보행에서는 건측 다리를 축으로 마비측 다리를 바깥쪽에서 흔들면서 앞으로 내미는 경우가 흔하다. 마비측 다리의 처진 발끝을 들기 위해 엉덩관절을 벌림·가쪽돌림, 무릎관절을 굽힘하여 몸을 기울이면서 골반을 끌어당긴다.

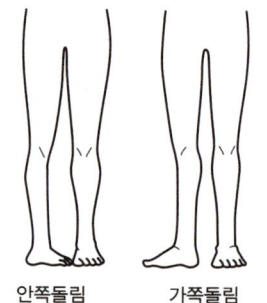

엉덩관절의 안쪽돌림·가쪽돌림
무릎을 편 상태에서 발끝을 안쪽으로 향할 때 엉덩관절은 '안쪽돌림'한다. 반대로 발끝을 바깥쪽으로 향할 때 엉덩관절은 '가쪽돌림'한다.

안쪽돌림　　가쪽돌림

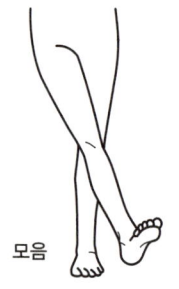
모음

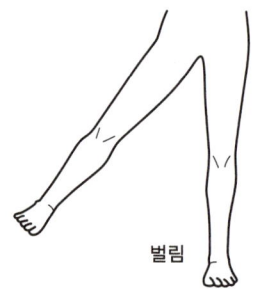
벌림

엉덩관절의 모음·벌림
무릎을 편 상태에서 발을 다른 한쪽 발 앞으로 내밀 때 엉덩관절은 '모음'한다. 반대로 발을 옆으로 벌릴 때 고관절은 '벌림'한다.

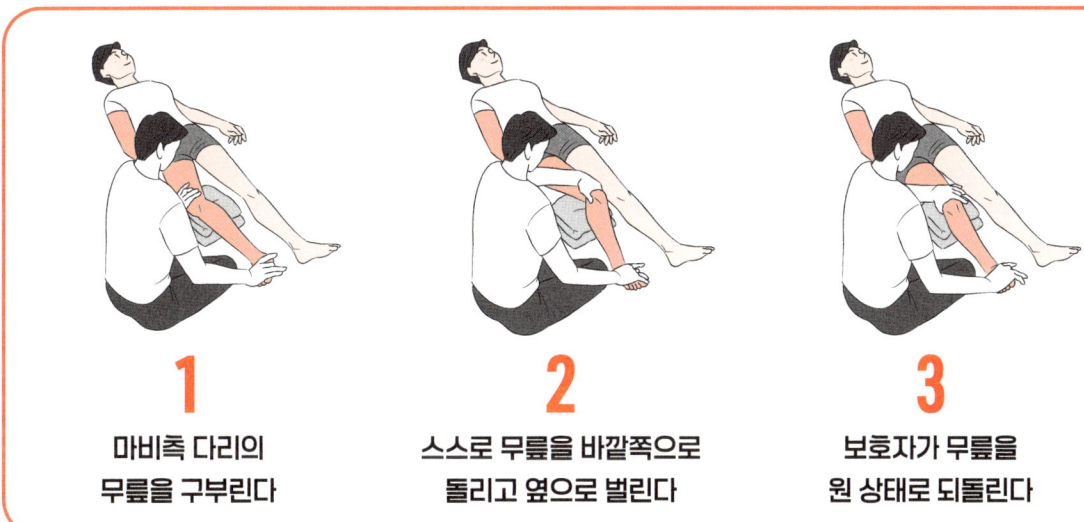

1   마비측 다리의 무릎을 구부린다

1 마비측 다리의
무릎을 구부린다

2 스스로 무릎을 바깥쪽으로
돌리고 옆으로 벌린다

3 보호자가 무릎을
원 상태로 되돌린다

포인트
마비측 다리 아래에 베개나 돌돌 만 수건을 두고 무릎을 가볍게 구부린다.

좀 더 자세히

포인트
보호자의 왼손 엄지손가락·집게손가락·가운뎃손가락으로 마비측 다리의 무릎 위 허벅지를 잡는다

포인트
보호자의 오른손 엄지손가락과 가운뎃손가락으로 마비측 발을 잡는다

※ 주의 : 마비측 다리를 잡은 손가락에 힘을 주지 않는다

좀 더 자세히

보호자는 마비가 있는 쪽에 앉는다

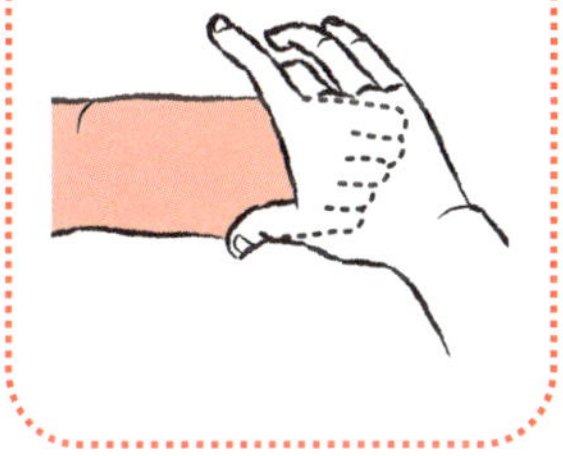

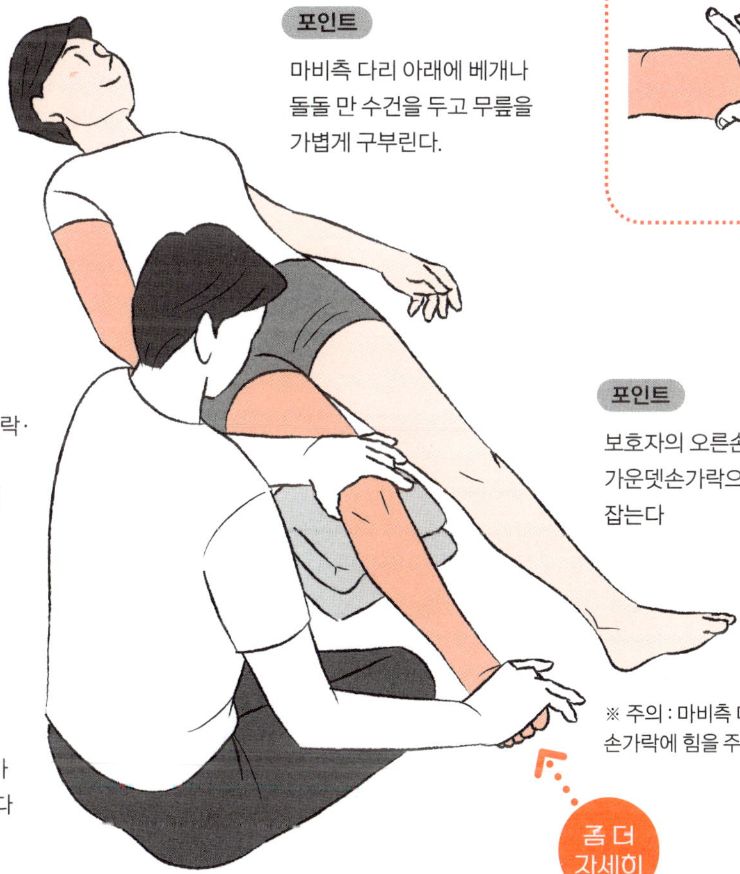

※ 특별한 경우가 아니면, 왼쪽 마비는 위 그림과 좌우가 반대라고 생각하면 된다.

2 스스로 무릎을 바깥쪽으로 돌리고 옆으로 벌린다

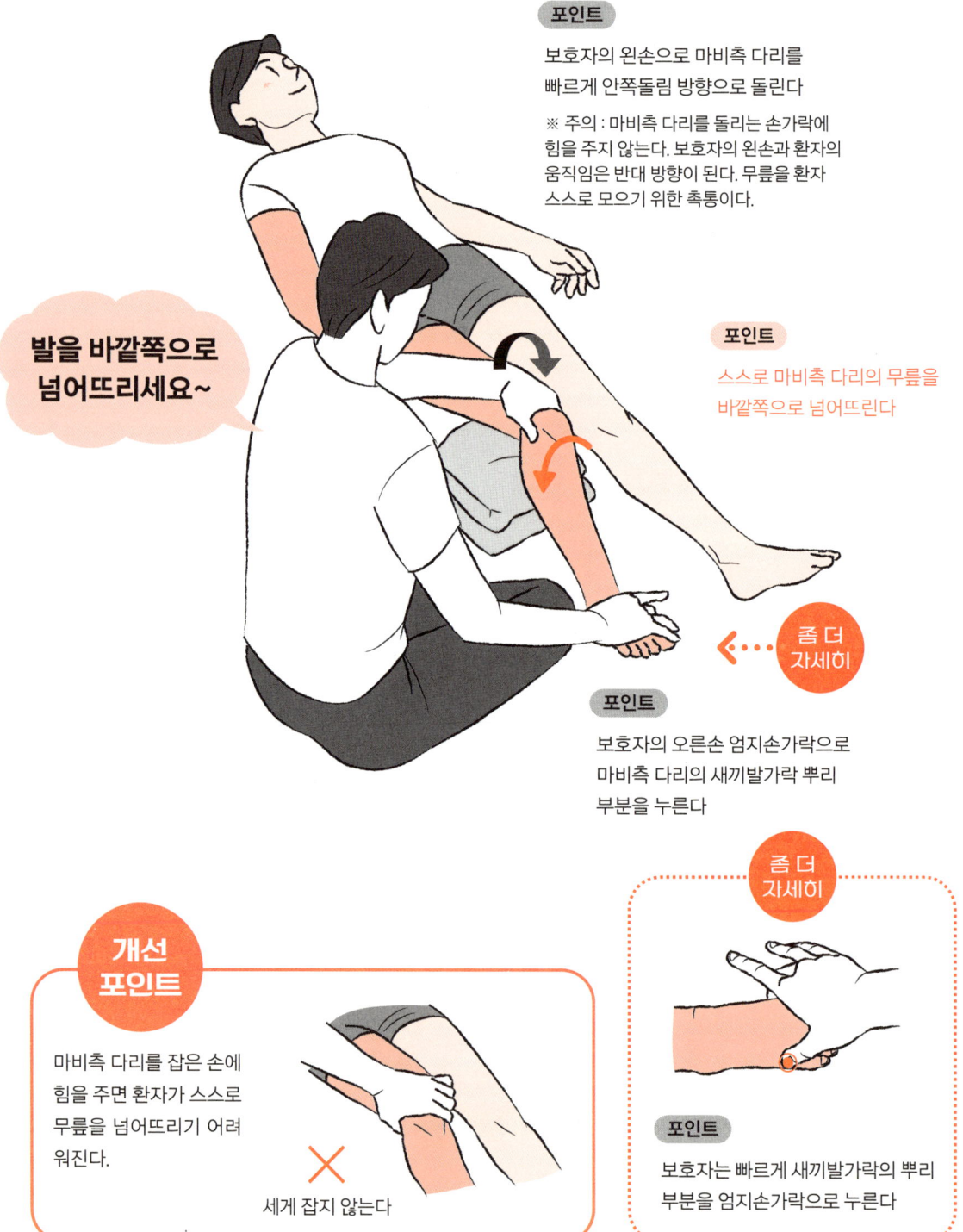

포인트
보호자의 왼손으로 마비측 다리를 빠르게 안쪽돌림 방향으로 돌린다

※ 주의 : 마비측 다리를 돌리는 손가락에 힘을 주지 않는다. 보호자의 왼손과 환자의 움직임은 반대 방향이 된다. 무릎을 환자 스스로 모으기 위한 촉통이다.

발을 바깥쪽으로 넘어뜨리세요~

포인트
스스로 마비측 다리의 무릎을 바깥쪽으로 넘어뜨린다

좀 더 자세히

포인트
보호자의 오른손 엄지손가락으로 마비측 다리의 새끼발가락 뿌리 부분을 누른다

좀 더 자세히

포인트
보호자는 빠르게 새끼발가락의 뿌리 부분을 엄지손가락으로 누른다

개선 포인트
마비측 다리를 잡은 손에 힘을 주면 환자가 스스로 무릎을 넘어뜨리기 어려워진다.

× 세게 잡지 않는다

기호 설명   ← 보호자의 동작   ← 환자의 동작   ● 누른다   ✋ 두드린다

※ 마비측(우측) 팔다리는 진한 색으로 표시했다. 환자의 동작이나 포인트는 적색, 보호자의 동작이나 포인트는 검은색으로 표시했다.

3 보호자의 무릎을 되돌린다

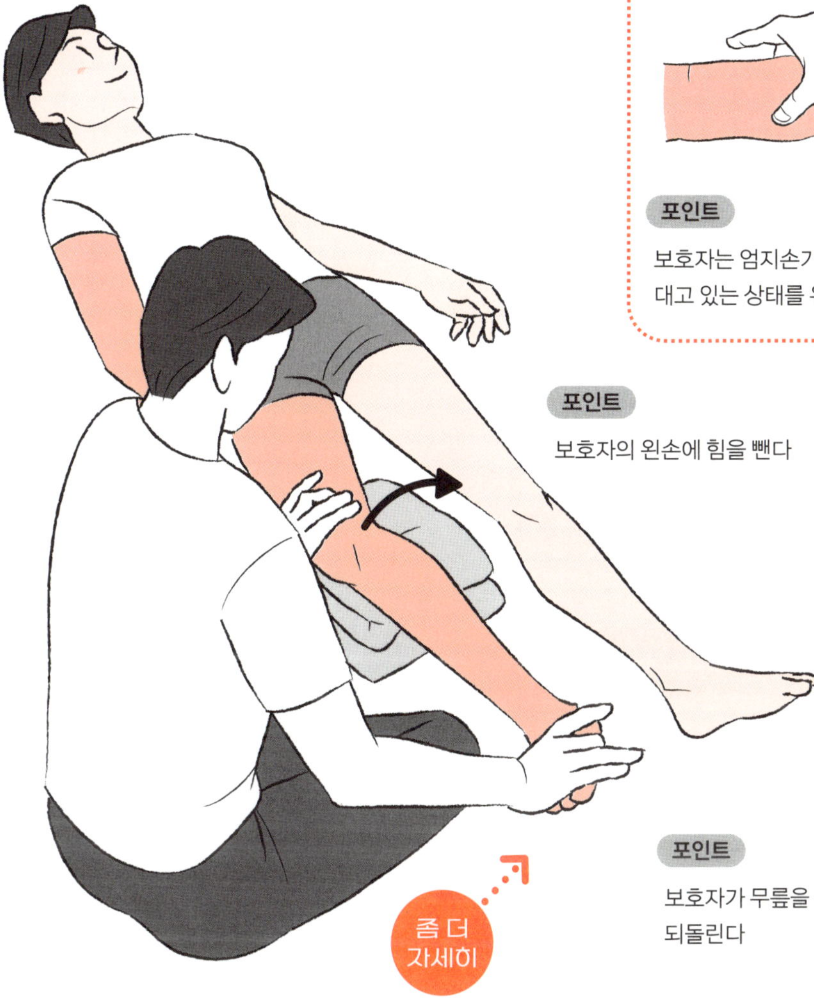

좀 더 자세히

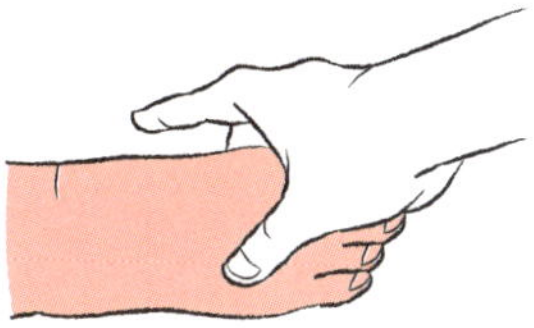

포인트
보호자는 엄지손가락으로 가볍게 대고 있는 상태를 유지한다

포인트
보호자의 왼손에 힘을 뺀다

포인트
보호자가 무릎을 처음 위치로 되돌린다

좀 더 자세히

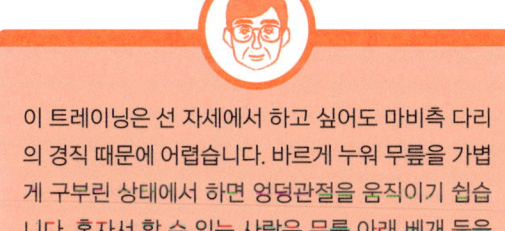

닥터의 한마디
이 트레이닝은 선 자세에서 하고 싶어도 마비측 다리의 경직 때문에 어렵습니다. 바르게 누워 무릎을 가볍게 구부린 상태에서 하면 엉덩관절을 움직이기 쉽습니다. 혼자서 할 수 있는 사람은 무릎 아래 베개 등을 두고 보호자 없이 해도 좋습니다.

1~3을 반복한다

※ 특별한 경우가 아니면, 왼쪽 마비는 위 그림과 좌우가 반대라고 생각하면 된다.

마비를 개선하는 트레이닝

② 측통 무릎관절 움직이기

걸을 때 엉덩관절은 발을 들어 앞으로 나아가기 위해 '굽힘'하지만, 마비가 있으면 무릎관절도 함께 구부리는, 이른바 공동 운동이 일어난다. 그래서 엉덩관절의 움직임에 상관없이 무릎관절만 '굽힘·폄'하도록 유도한다.

보호자는 마비가 있는 다리 쪽에 앉아 왼손을 무릎 뒤에 댄다. 여기에는 무릎관절을 굽히는 근육 무리 '햄스트링'이 있는데, 보호자가 이곳을 자극하여 자발적인 무릎관절 굽힘을 촉진한다. 오른손은 다리 부분을 끼우듯이 잡고 무릎을 펴듯이 마비측 다리를 당긴 다음, 엄지손가락으로 새끼발가락 쪽 발등을 눌러 무릎관절의 굽힘을 촉진한다.

보호자는 가볍게 자극할 뿐, 어디까지나 환자 스스로 무릎을 펴게 해야 한다.

이 트레이닝에서 사용하는 용어

햄스트링
허벅지 뒤쪽에 있는 근육의 집합으로 무릎관절을 굽히고 엉덩관절을 편다.

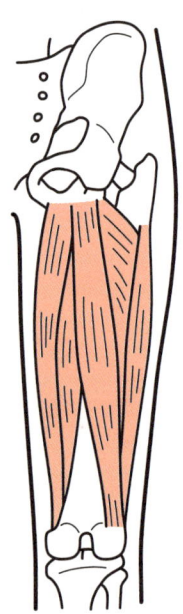

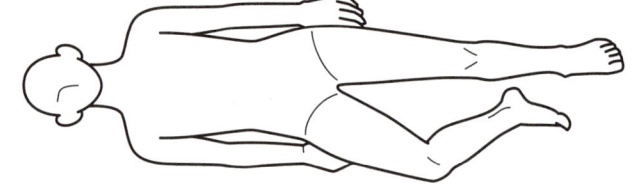

하지의 '굽힘근 공동 운동'
엉덩관절, 무릎관절, 발목관절을 굽힐 때 모두 함께 '굽힘'되는 현상이 하지의 '굽힘근 공동 운동'이다. 마비가 개선되면 엉덩관절을 가쪽돌림하거나 뒤꿈치를 바닥에서 들지 않고도 다리를 굽히고 펼 수 있다.

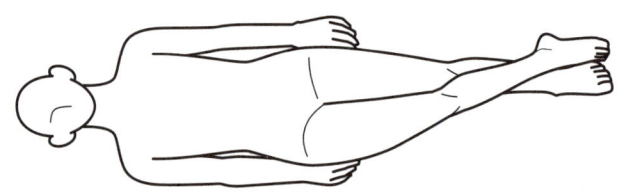

하지의 '폄근 공동 운동'
하지의 경우는 엉덩관절, 무릎관절, 발목관절의 폄근 공동 운동이 강하게 나타나는 경향이 있다. 마비가 심하면 가위다리(74쪽)가 된다. 마비가 개선되면 엉덩관절을 움직이지 않고 무릎만 구부릴 수 있게 된다.

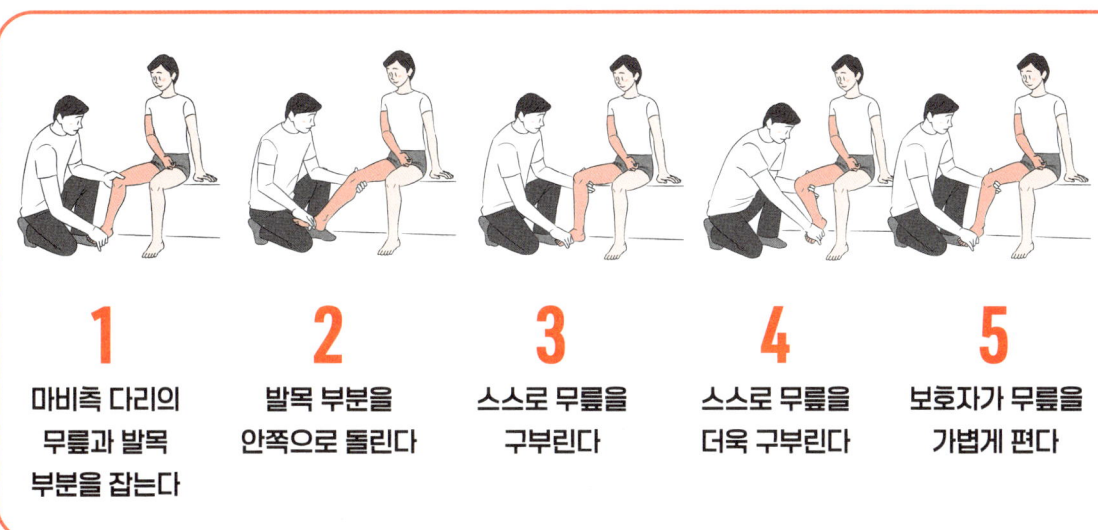

1	2	3	4	5
마비측 다리의 무릎과 발목 부분을 잡는다	발목 부분을 안쪽으로 돌린다	스스로 무릎을 구부린다	스스로 무릎을 더욱 구부린다	보호자가 무릎을 가볍게 편다

1 마비측 다리의 무릎과 발목 부분을 잡는다

포인트
보호자는 왼손을 마비측 다리의 무릎 뒤에 댄다

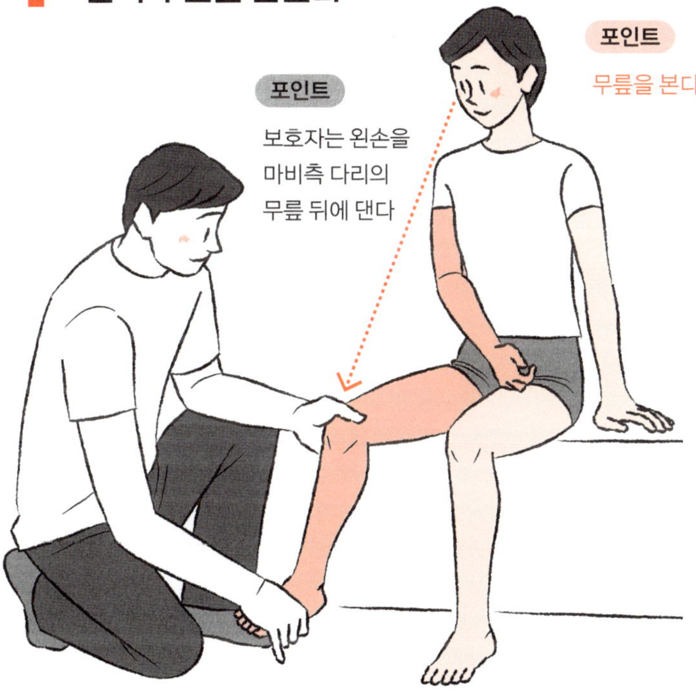

포인트
무릎을 본다

포인트
보호자의 오른손은 엄지손가락을 마비측 발등에 두고 발목 부분을 위에서 끼우듯이 잡는다

포인트
마비측 다리의 무릎을 가볍게 구부린다

개선 포인트

마비측 발을 꽉 잡으면 자극을 주기 어려워진다.

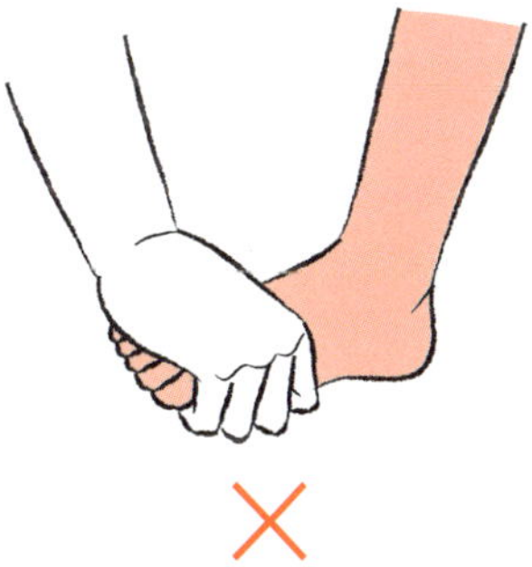

✕

보호자는 마비측 발을 꽉 잡지 않는다

※ 마비측(우측) 팔다리는 진한 색으로 표시했다. 환자의 동작이나 포인트는 적색, 보호자의 동작이나 포인트는 검은색으로 표시했다.

2 보호자는 발목 부분을 당겨 무릎을 펴고 발목 부분을 안쪽으로 돌린다

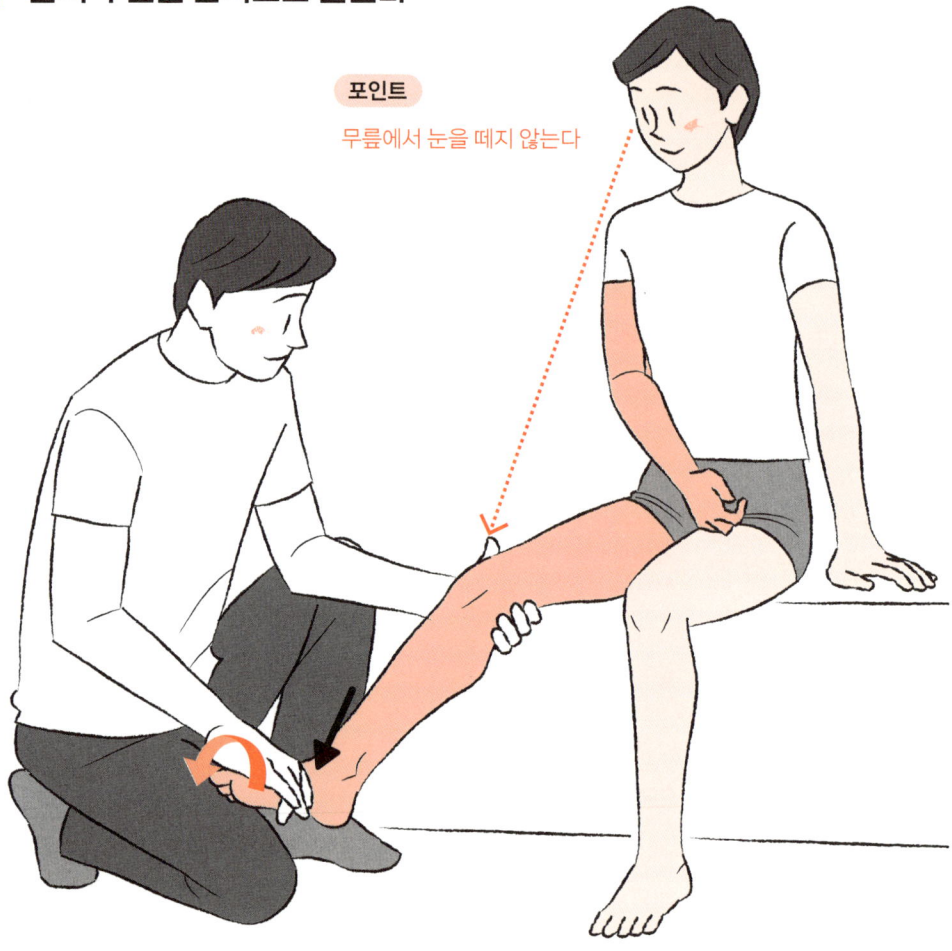

포인트
무릎에서 눈을 떼지 않는다

보호자의 오른손으로 빠르게 마비측 다리의 무릎을 펴고, 엄지손가락으로 발등을 눌러 안쪽으로 돌린다

※ 주의 : 이 경우 '안쪽'이란 환자의 눈에 발바닥이 보이는 쪽이다.

좀 더 자세히

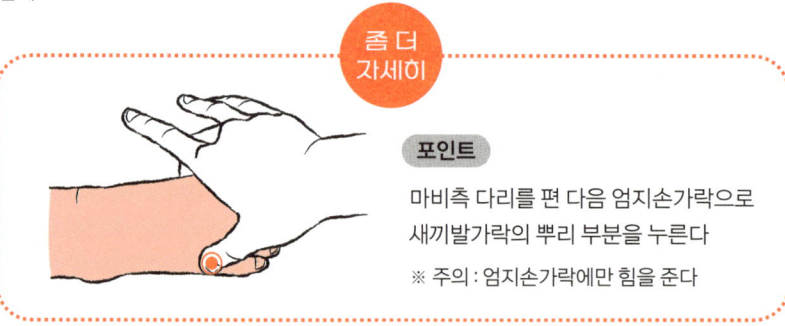

포인트
마비측 다리를 편 다음 엄지손가락으로 새끼발가락의 뿌리 부분을 누른다

※ 주의 : 엄지손가락에만 힘을 준다

※ 마비측(우측) 팔다리는 진한 색으로 표시했다. 환자의 동작이나 포인트는 적색, 보호자의 동작이나 포인트는 검은색으로 표시했다.

3 환자 스스로 무릎을 구부린다

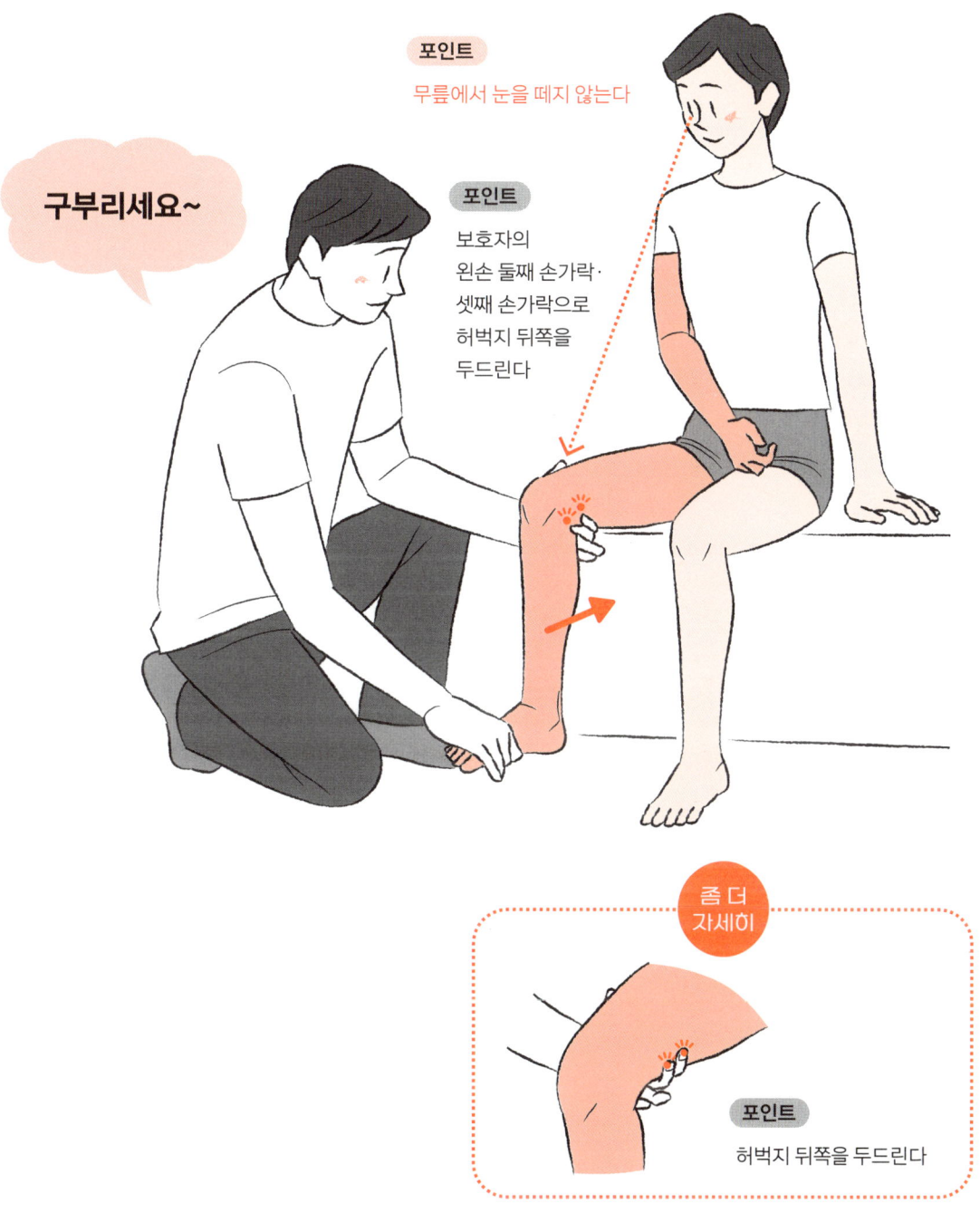

포인트 무릎에서 눈을 떼지 않는다

포인트 보호자의 왼손 둘째 손가락·셋째 손가락으로 허벅지 뒤쪽을 두드린다

구부리세요~

좀 더 자세히

포인트 허벅지 뒤쪽을 두드린다

기호 설명 ← 보호자의 동작　← 환자의 동작　● 누른다　💥 두드린다

※ 특별한 경우가 아니면, 왼쪽 마비는 위 그림과 좌우가 반대라고 생각하면 된다.

4 환자 스스로 무릎을 더욱 구부린다

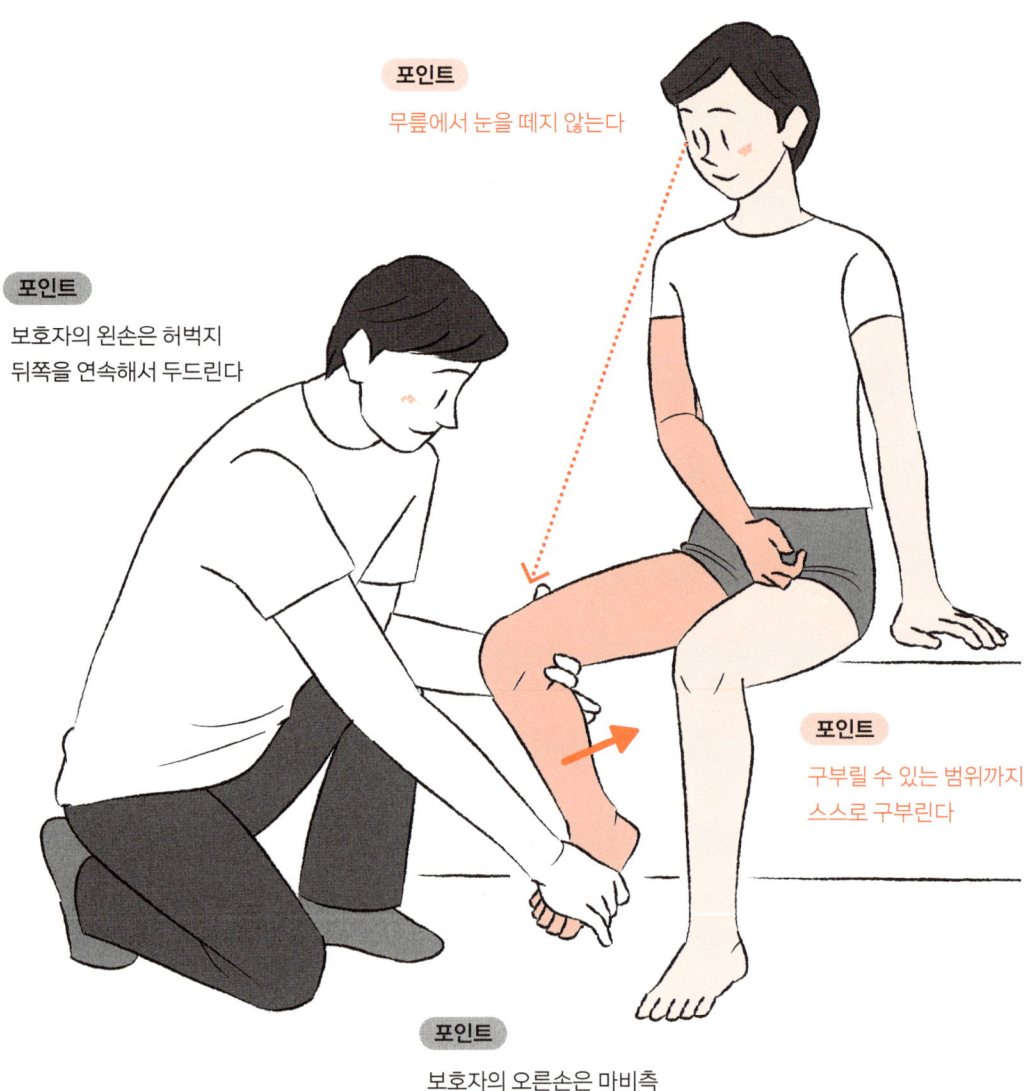

포인트
무릎에서 눈을 떼지 않는다

포인트
보호자의 왼손은 허벅지 뒤쪽을 연속해서 두드린다

포인트
구부릴 수 있는 범위까지 스스로 구부린다

포인트
보호자의 오른손은 마비측 발의 움직임에 맞춘다

※ 마비측(우측) 팔다리는 진한 색으로 표시했다. 환자의 동작이나 포인트는 적색, 보호자의 동작이나 포인트는 검은색으로 표시했다.

5 보호자가 무릎을 가볍게 편다

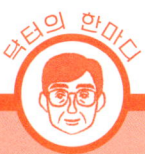

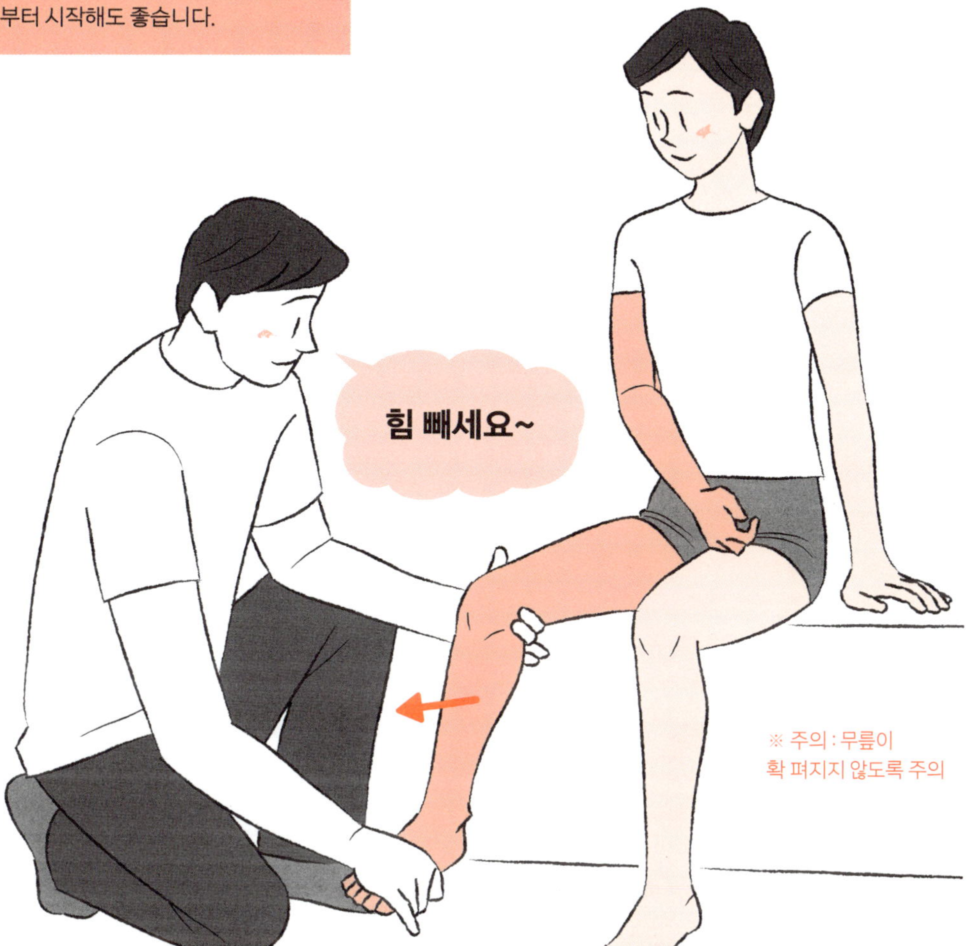

닥터의 한마디

앉은 자세에서 트레이닝을 하면 엉덩관절 및 무릎관절의 굽힘·폄 동작을 유발하기 쉬워집니다. 〈엉덩관절 움직이기〉(64쪽)를 혼자서 쉽게 할 수 있는 사람은 이 트레이닝부터 시작해도 좋습니다.

힘 빼세요~

※ 주의 : 무릎이 확 펴지지 않도록 주의

2~5를 반복한다

※ 특별한 경우가 아니면, 왼쪽 마비는 위 그림과 좌우가 반대라고 생각하면 된다.

마비를 개선하는 트레이닝

③ 촉통 엉덩관절과 무릎관절 움직이기

마비가 심해서 다리를 펴면 무릎이 건측 다리 앞으로 나오는 형태, 이른바 '가위다리'가 되는 사람이 있다. 원인은 다리를 펼 때 허벅지에 있는 모음근이 신장하여 엉덩관절을 '모음'하기 때문이다. 대부분의 경우 무릎관절과 발목관절의 폄 동작에도 영향을 미친다. 걸을 때는 이동하고 싶은 방향으로 마비측 다리를 내딛지 못하기 때문에 상체를 건측 다리 쪽으로 기울여 마비측 발을 들어 앞으로 내딛는 식으로 걸음걸이가 불안정해진다.

이를 개선하기 위해 중간볼기근을 사용해 엉덩관절을 벌림시키는 촉통 요법을 실시한다. 더불어 모음근이 굳으면 그 힘에 의해 다리가 벌려지지 않는다. 무릎을 가볍게 구부려 경직을 완화하고 벌림과 가쪽돌림을 촉진한다.

이 트레이닝에서 사용하는 용어

가위다리의 보행 예
마비측 다리가 건측 다리 앞으로 나온다. 무릎관절 굽힘이 안 되고 발목관절도 늘어나고, 발끝은 엄지발가락이 위쪽으로 휘어지며, 뒤꿈치가 바닥에 닿지 않는다. 상체를 좌우로 기울이면서 걷는 케이스가 많이 있다.

큰볼기근
엉덩관절을 폄·가쪽돌림시키는 근육으로 엉덩이의 표층을 이루고 있다. 걸을 때 발꿈치를 착지시키면 큰볼기근이 움직여 엉덩관절을 굽힘하여 뒤로 넘어지는 것을 방지하면서 몸을 앞으로 나아가게 한다.

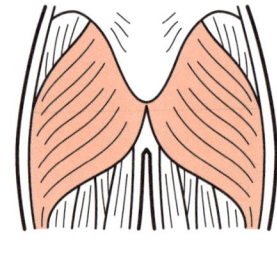

모음근·벌림근
모음근은 허벅지 안쪽에 있는 근육의 집합으로 엉덩관절을 모음시키는 작용을 한다. 걸을 때 발을 착지시키면 모음근과 벌림근이 움직여 몸이 옆으로 넘어지지 않도록 골반을 안정시킨다.

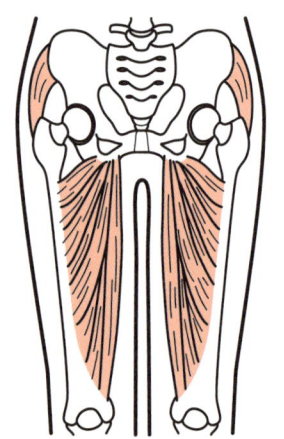

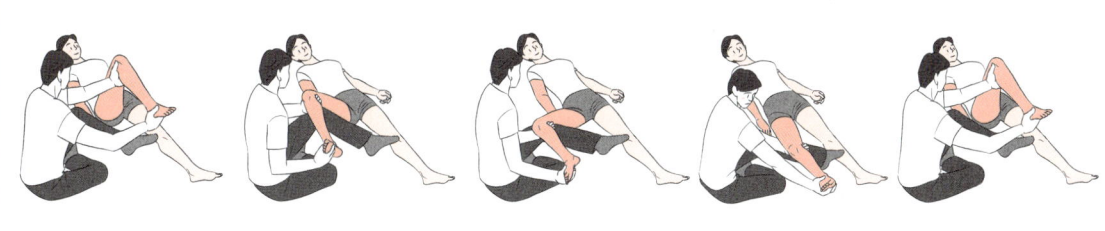

1	2	3	4	5
보호자가 무릎을 구부리고 마비측 다리를 올린다	스스로 무릎을 바깥쪽으로 비스듬히 넘어뜨린다	스스로 무릎을 더욱 넘어뜨린다	보호자가 마비측 다리를 당긴다	스스로 무릎을 되돌린다

1 보호자가 무릎을 구부리고 마비측 다리를 올린다

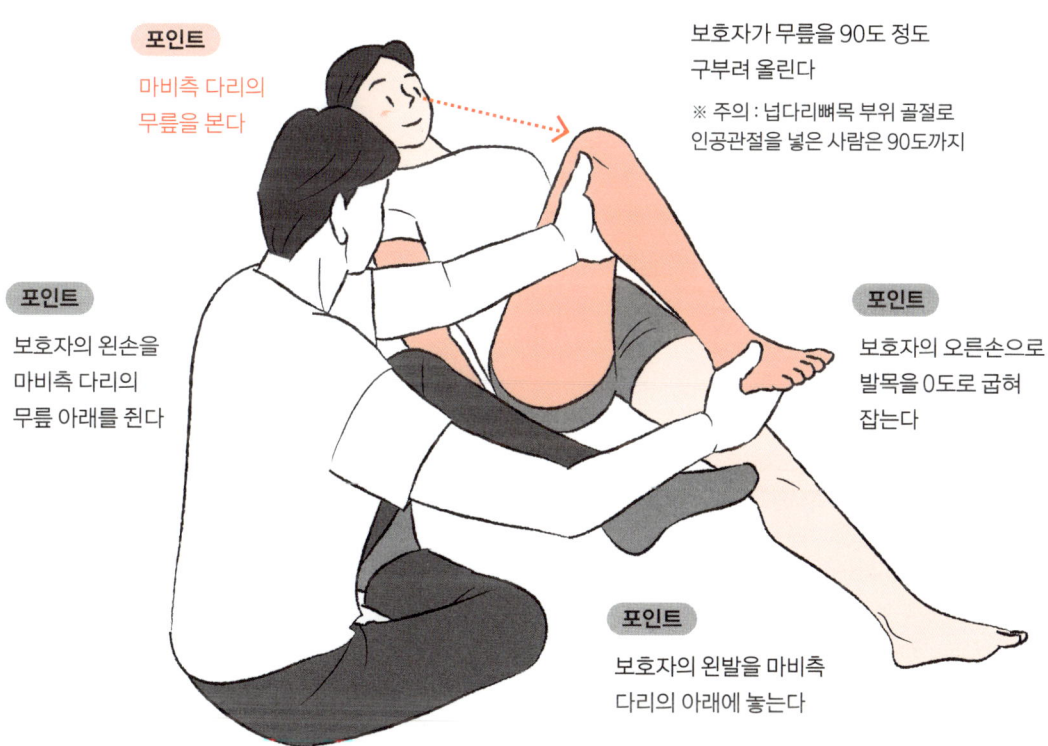

포인트
마비측 다리의 무릎을 본다

보호자가 무릎을 90도 정도 구부려 올린다

※ 주의 : 넙다리뼈목 부위 골절로 인공관절을 넣은 사람은 90도까지

포인트
보호자의 왼손을 마비측 다리의 무릎 아래를 쥔다

포인트
보호자의 오른손으로 발목을 0도로 굽혀 잡는다

포인트
보호자의 왼발을 마비측 다리의 아래에 놓는다

※ 마비측(우측) 팔다리는 진한 색으로 표시했다. 환자의 동작이나 포인트는 적색, 보호자의 동작이나 포인트는 검은색으로 표시했다.

2 스스로 무릎을 바깥쪽으로 비스듬히 넘어뜨린다

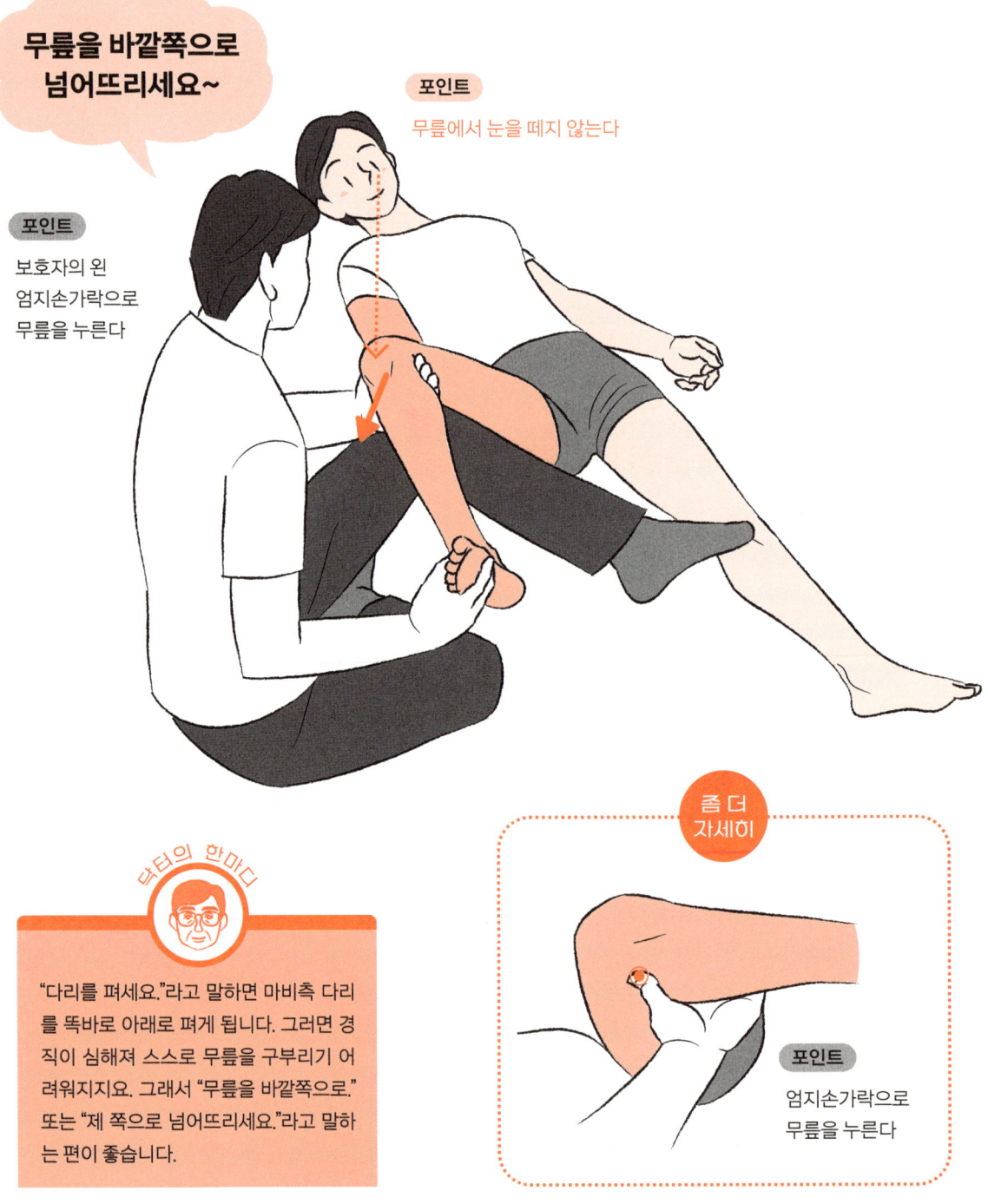

무릎을 바깥쪽으로 넘어뜨리세요~

포인트
무릎에서 눈을 떼지 않는다

포인트
보호자의 왼 엄지손가락으로 무릎을 누른다

닥터의 한마디

"다리를 펴세요."라고 말하면 마비측 다리를 똑바로 아래로 펴게 됩니다. 그러면 경직이 심해져 스스로 무릎을 구부리기 어려워지지요. 그래서 "무릎을 바깥쪽으로." 또는 "제 쪽으로 넘어뜨리세요."라고 말하는 편이 좋습니다.

좀 더 자세히

포인트
엄지손가락으로 무릎을 누른다

기호 설명　← 보호자의 동작　← 환자의 동작　⦿ 누른다　💥 두드린다

3 스스로 무릎을 더 넘어뜨린다

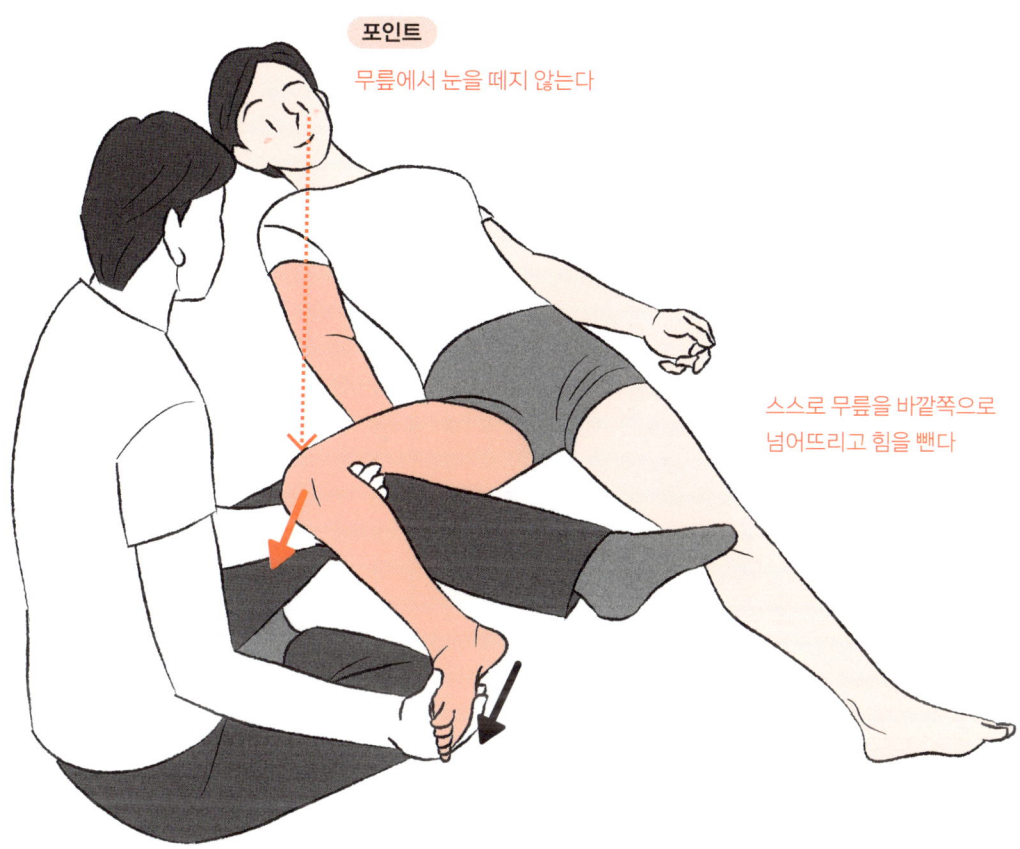

포인트
무릎에서 눈을 떼지 않는다

스스로 무릎을 바깥쪽으로 넘어뜨리고 힘을 뺀다

포인트
보호자의 오른손으로 엉덩관절을 벌리는 형태로 유도한다

※ 주의 : 마비측 다리에 긴장을 느낀 지점에서 유도를 멈춘다

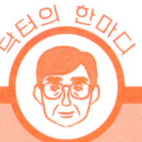
닥터의 한마디

유도를 멈추는 시점은 마비측 다리가 긴장되기 바로 직전입니다. 무릎을 넘어뜨리면서 마비측 다리는 밖으로 뻗는데 이때 모음근 무리가 긴장하기 시작하면 가위다리가 되기 쉽습니다. 긴장을 일으키는 지점은 사람마다 다르므로 주의하며 트레이닝을 진행하세요.

※ 마비측(우측) 팔다리는 진한 색으로 표시했다. 환자의 동작이나 포인트는 적색, 보호자의 동작이나 포인트는 검은색으로 표시했다.

4. 보호자가 마비측 다리를 당긴다

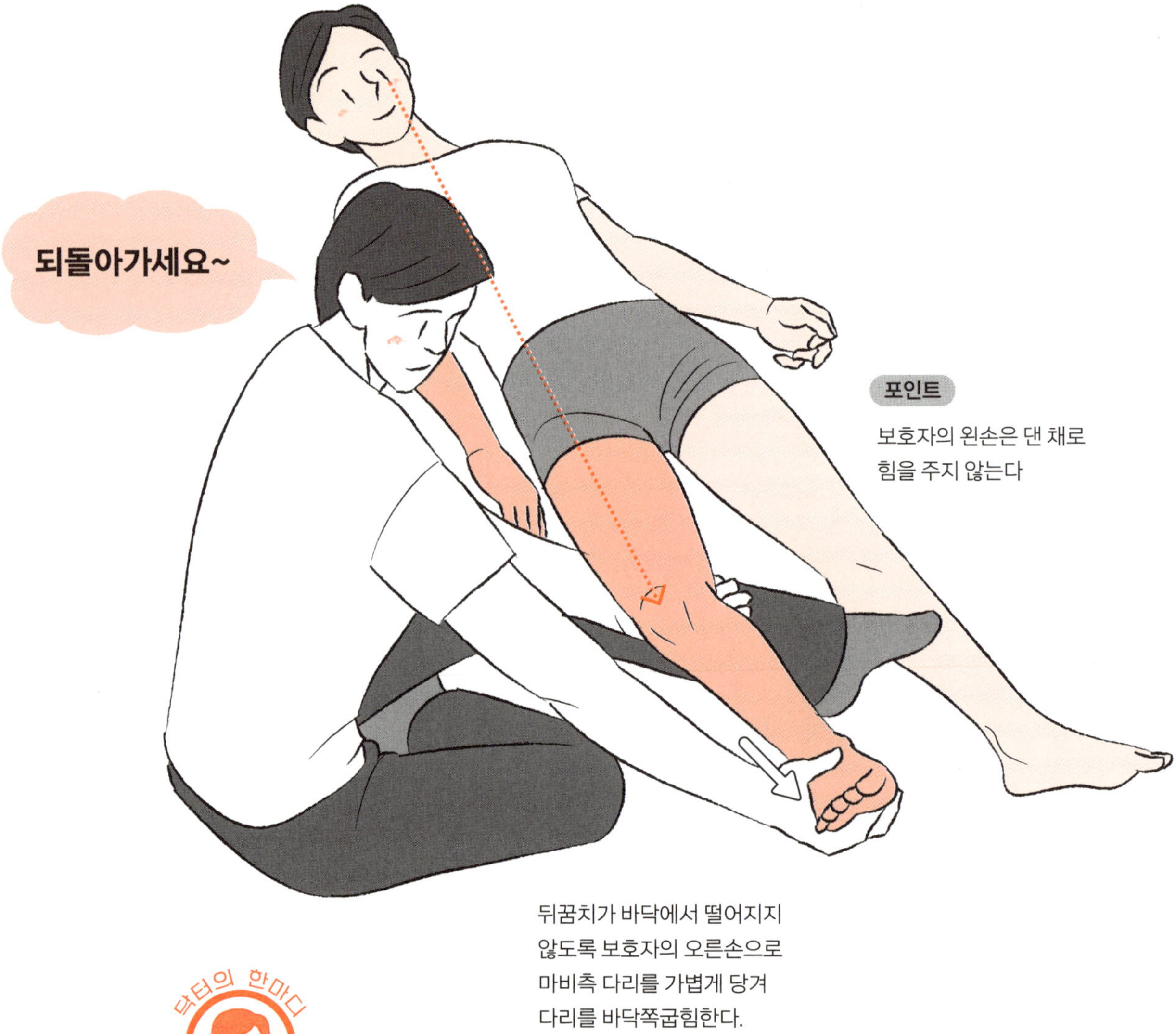

되돌아가세요~

포인트
보호자의 왼손은 댄 채로 힘을 주지 않는다

뒤꿈치가 바닥에서 떨어지지 않도록 보호자의 오른손으로 마비측 다리를 가볍게 당겨 다리를 바닥쪽굽힘한다.

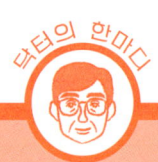

닥터의 한마디

보호자가 마비측 다리를 당겨서 펴면 엉덩관절이 안쪽돌림 됩니다. 그러면 "되돌아가세요."라고 말했을 때 엉덩관절이 가쪽돌림 되고 무릎을 배꼽 방향으로 되돌리는 움직임(굽힘·모음)이 나타납니다.

※ 마비측(우측) 팔다리는 진한 색으로 표시했다. 환자의 동작이나 포인트는 적색, 보호자의 동작이나 포인트는 검은색으로 표시했다.

5 스스로 무릎을 되돌린다

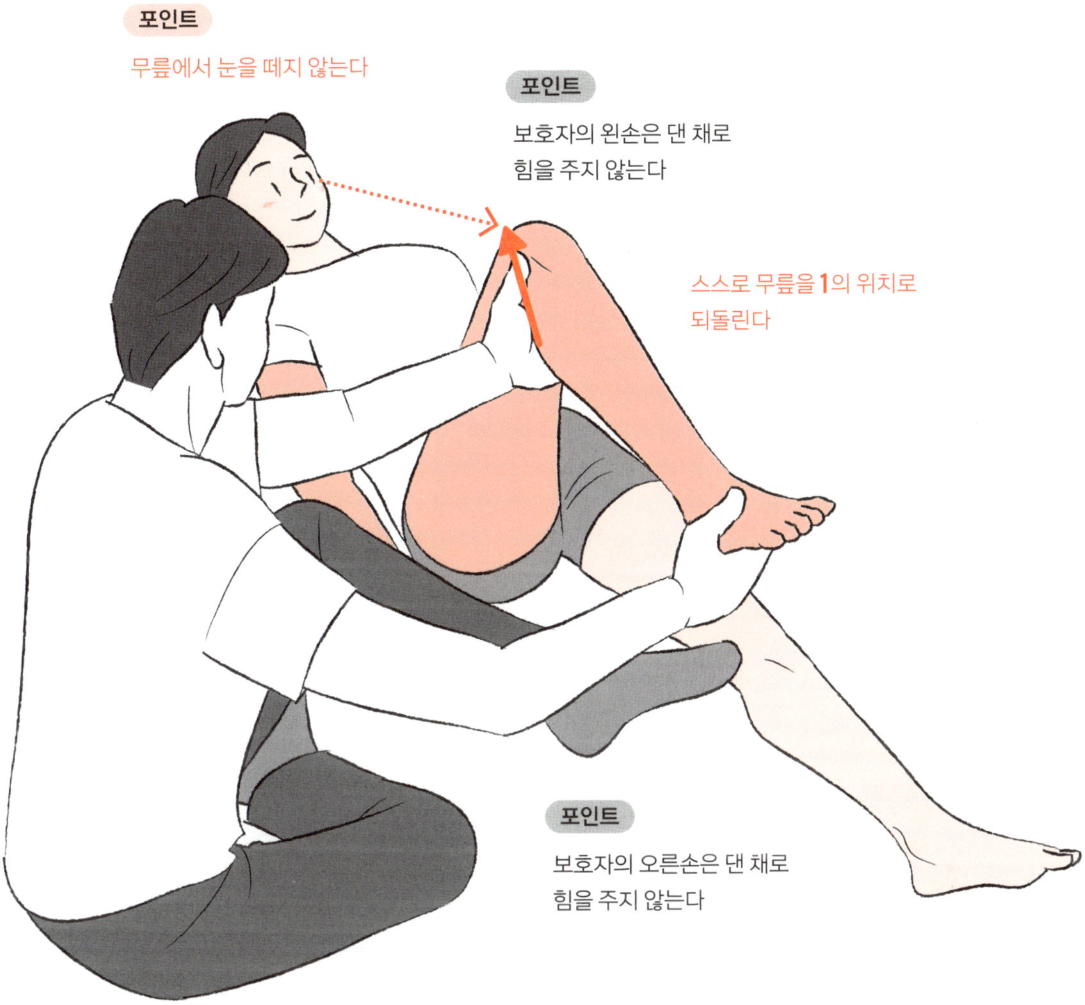

포인트
무릎에서 눈을 떼지 않는다

포인트
보호자의 왼손은 댄 채로 힘을 주지 않는다

스스로 무릎을 1의 위치로 되돌린다

포인트
보호자의 오른손은 댄 채로 힘을 주지 않는다

닥터의 한마디
이 트레이닝의 목표는 자신의 힘으로 마비측 다리를 가능한 한 크게 폄·벌림 동작을 하는 것입니다. 무릎을 넘어뜨릴 때 중간볼기근이 자극되어 움직이면 서 있을 때도 허리가 흔들리지 않습니다.

1~5를 반복한다

※ 특별한 경우가 아니면, 왼쪽 마비는 위 그림과 좌우가 반대라고 생각하면 된다.

마비를 개선하는 트레이닝

④ 촉통 발목관절 움직이기

발목을 위로 굽혀 들어 올릴 때 발목관절은 '등쪽굽힘'하고, 반대로 발목을 내릴 때 발목관절은 '바닥쪽굽힘'한다.

마비가 있으면 발목관절이 등쪽굽힘하지 않고 펴되어 경직을 일으키는 경우가 많다. 가위다리(74쪽)에 자주 보이는 형태로 서거나 걸을 때 발뒤꿈치가 바닥에 닿지 않는다. 발뒤꿈치가 바닥에 닿지 않으면 앞으로 이동할 수 없는 등, 마비측 다리로 몸을 지탱하지 못하는 원인이 된다. 발바닥을 간지럽히는 듯한 촉통을 가하면 환자 스스로 발목관절을 등쪽굽힘할 수 있다. 보호자는 무릎을 구부려 복사뼈를 잡고 손가락 끝으로 발바닥을 당긴다.

1 마비측 다리의 복사뼈를 잡는다

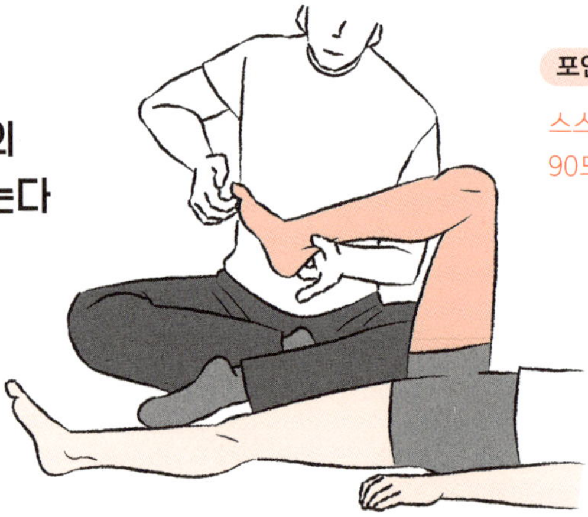

포인트
오른손의 손가락 끝을 마비측 다리의 발바닥에 둔다

포인트
스스로 무릎을 90도 정도 구부린다

포인트
발끝을 본다

보호자의 왼손을 마비측 다리의 복사뼈 아래로 끼운다

※ 주의 : 보호자의 왼팔은 종아리에 닿지 않아야 효과적이다

2 스스로 발끝을 올린다

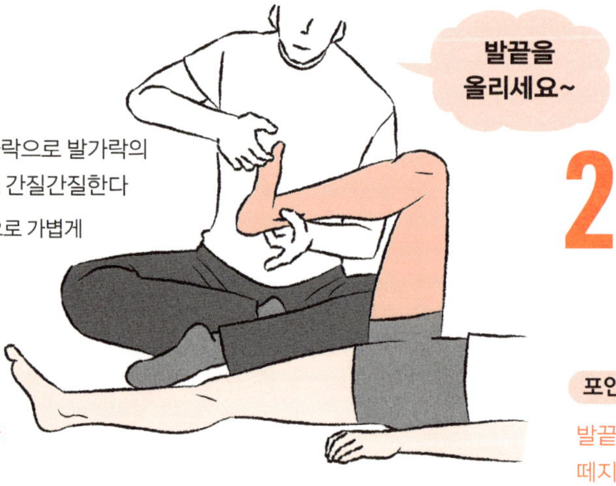

포인트
보호자의 손가락으로 발가락의 아래에서 위로 간질간질한다

※ 주의 : 손톱으로 가볍게 간질간질한다

발끝을 올리세요~

포인트
발끝에서 눈을 떼지 않는다

스스로 발끝을 올린다

1~2를 반복한다

※ 마비측(우측) 팔다리는 진한 색으로 표시했다. 환자의 동작이나 포인트는 적색, 보호자의 동작이나 포인트는 검은색으로 표시했다.

〈마비를 개선하는 트레이닝〉 체크!

여기까지 트레이닝 했다면 할 수 있는 동작을 체크해 보자.

할 수 있다=○ 조금 할 수 있다=△

엉덩관절 움직이기	스스로 다리를 벌리거나 모을 수 있다.
무릎관절 움직이기	앉은 자세에서 마비측 발꿈치가 바닥에 닿는다.
	앉은 자세에서 마비측 발바닥이 바닥에 닿는다.
	발바닥을 바닥에 댄 채로 발가락을 젖힌다.
	앉은 자세에서 무릎을 90도 이하로 구부릴 수 있다.
엉덩관절과 무릎관절 움직이기	무릎을 구부릴 수 있다.
	들어 올린 무릎을 바깥쪽으로 넘어뜨린다.
	마비측 다리를 뻗은 후에 무릎을 구부릴 수 있다.
	스스로 다리를 크게 벌리거나 모을 수 있다.
발목관절 움직이기	스스로 발목관절을 구부리거나 펼 수 있다.

○가 7개 이하면 잘 안 되는 트레이닝을 매일 계속한다.

〈걷기 트레이닝〉은 불편한 부분의 강화에도 도움이 된다. 트레이닝은 매일 하도록 하자.

걷기 트레이닝

촉통 2동작으로 걷기

엉덩관절이나 무릎관절, 발목관절의 자발적인 움직임이 가능하다면 이제 자연스럽게 걷는 연습을 할 차례다. 마비측 다리에는 반드시 하지 보조기를 착용하고, 마비가 없는 쪽 손으로 지팡이를 가볍게 잡는다.

보호자는 마비가 있는 쪽에 서서 엄지손가락과 다른 손가락으로 옆에서 골반을 끼운다. 그리고 함께 걸으면서 촉통한다.

환자 본인은 〈서서 균형 잡기〉(43쪽)를 충분히 연습한 건측(건강한 쪽) 다리로 서서 마비측 다리와 지팡이를 동시에 내민다. 이때 보호자는 가운뎃손가락으로 샅굴(사타구니) 부위를 자극한다. 그러면 마비측 다리가 자연스럽게 앞으로 나간다.

보호자는 마비측 다리가 착지할 때 허리가 흔들리지 않도록 엄지손가락으로 중간볼기근을 자극한다. 이를 반복하며 보행을 계속한다.

이 트레이닝에서 사용하는 용어

샅굴(사타구니) 부위
허벅지를 들어 올릴 때 다리 관절에 생기는 홈을 말한다. 아래쪽에는 엉덩관절이 있어서 촉통을 가하면 엉덩관절의 굽힘을 촉진하고 다리 내밀기가 쉬워진다.

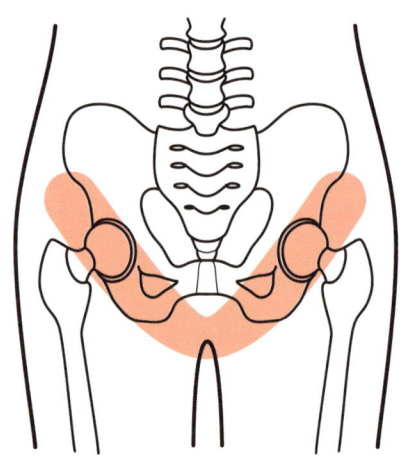

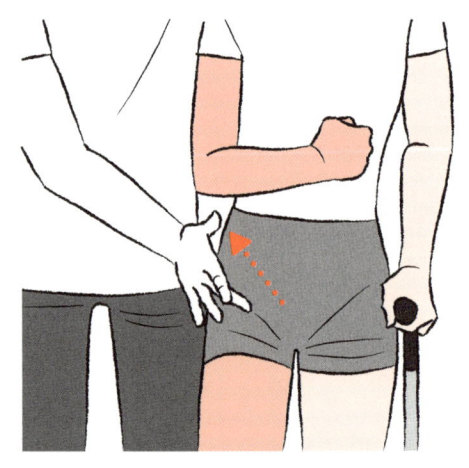

보호자는 가운뎃손가락으로 샅굴 부위를 자극해 다리를 내밀기 쉽도록 촉진한다.

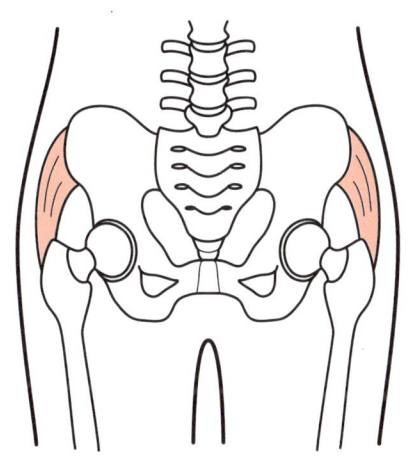

중간볼기근

큰볼기근(74쪽) 아래에 있는 엉덩뼈(골반을 형성하는 큰 뼈)와 큰돌기(넙다리뼈 끝부분)를 이루는 근육으로 주로 엉덩관절을 벌림시킨다.

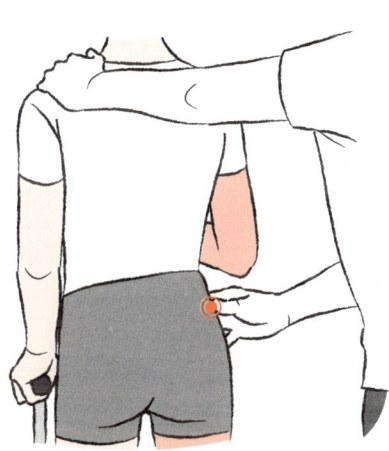
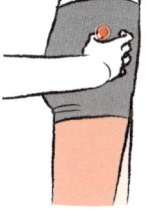

보호자는 엄지손가락을 허리뼈 아래 부근에 두고 눌러 중간볼기근의 수축을 촉진한다.

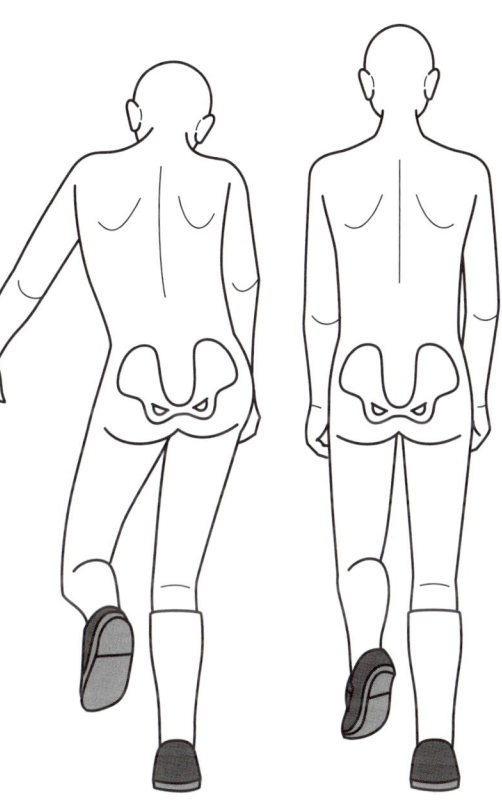

중간볼기근의 역할

중간볼기근은 서 있을 때 골반을 수평으로 유지하는 기능을 한다.(오른쪽 그림) 오른쪽 마비로 오른쪽 중간볼기근의 움직임이 약해지면, 마비측 다리를 착지시킬 때 허리가 오른쪽으로 경직된다.(왼쪽 그림) 오른쪽으로 허리가 크게 흔들리면 넘어지기 때문에 왼쪽으로 상체를 기울여 균형을 잡으려고 한다. 걸을 때 몸이 좌우로 흔들리는 이유는 바로 이 때문이다. 트레이닝할 때 중간볼기근을 누르면 중간볼기근의 기능을 높일 수 있다.

1 건측 다리로 단단히 선다

보호자는 마비가 있는 쪽에 선다

포인트
보호자의 왼손은 어깨에 댄다

포인트
보호자의 오른손으로 골반 옆을 끼우고, 가운뎃손가락은 샅굴을 자극한다

가볍게 잡는다

건측 다리로 단단히 선다

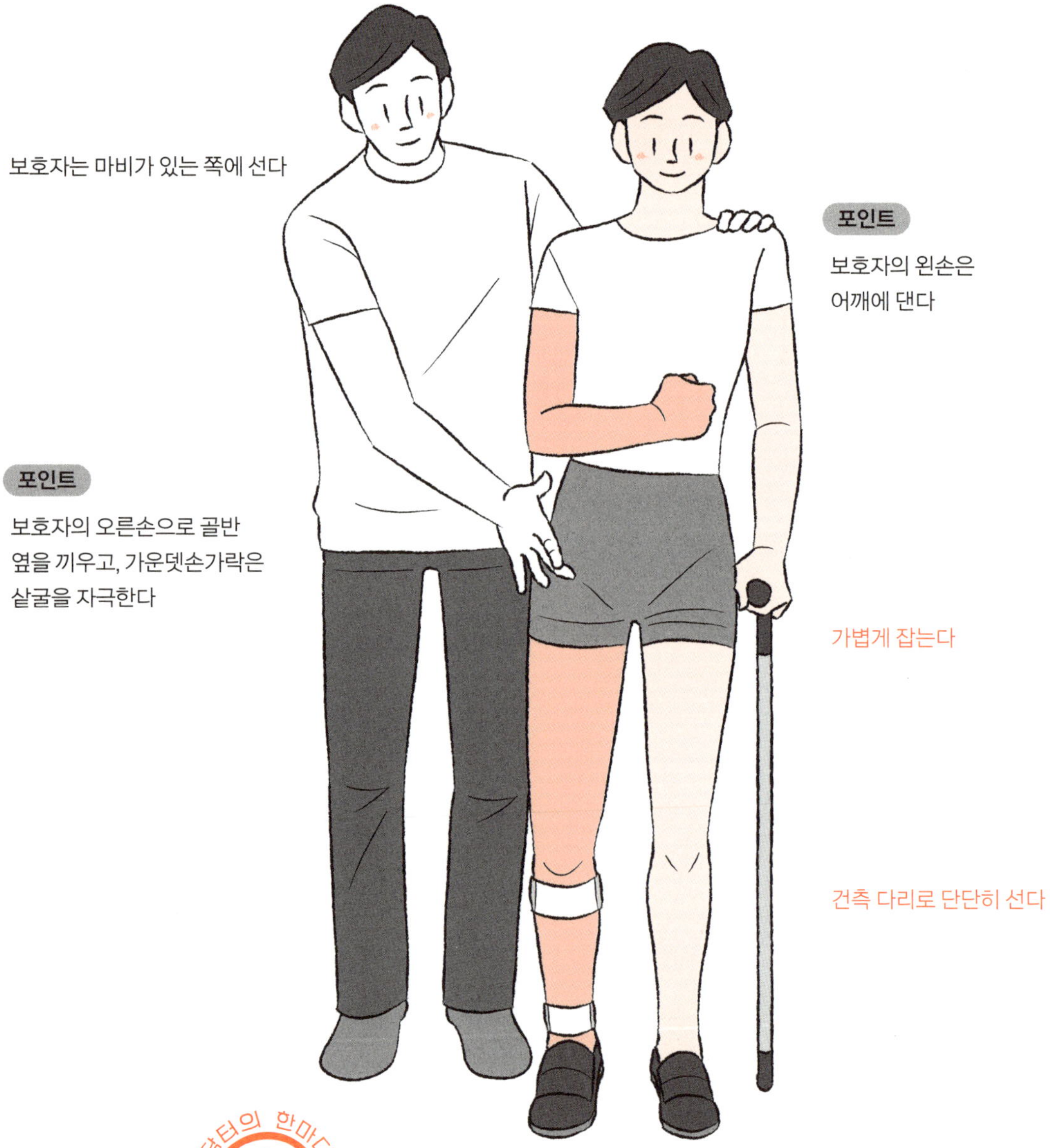

닥터의 한마디

〈걷기 트레이닝〉에서의 촉통은 '(마비측 다리가 유각기로 들어설 때) 샅굴을 문지르며 보호자는 하나라고 외친다' → '(마비측 다리가 입각기로 들어설 때) 중간볼기근을 누르며 둘~이라고 외친다'를 반복합니다. 하나, 둘을 외치며 2동작 보행을 리드미컬하게 하세요.

※ 마비측(우측) 팔다리는 진한 색으로 표시했다. 환자의 동작이나 포인트는 적색, 보호자의 동작이나 포인트는 검은색으로 표시했다.

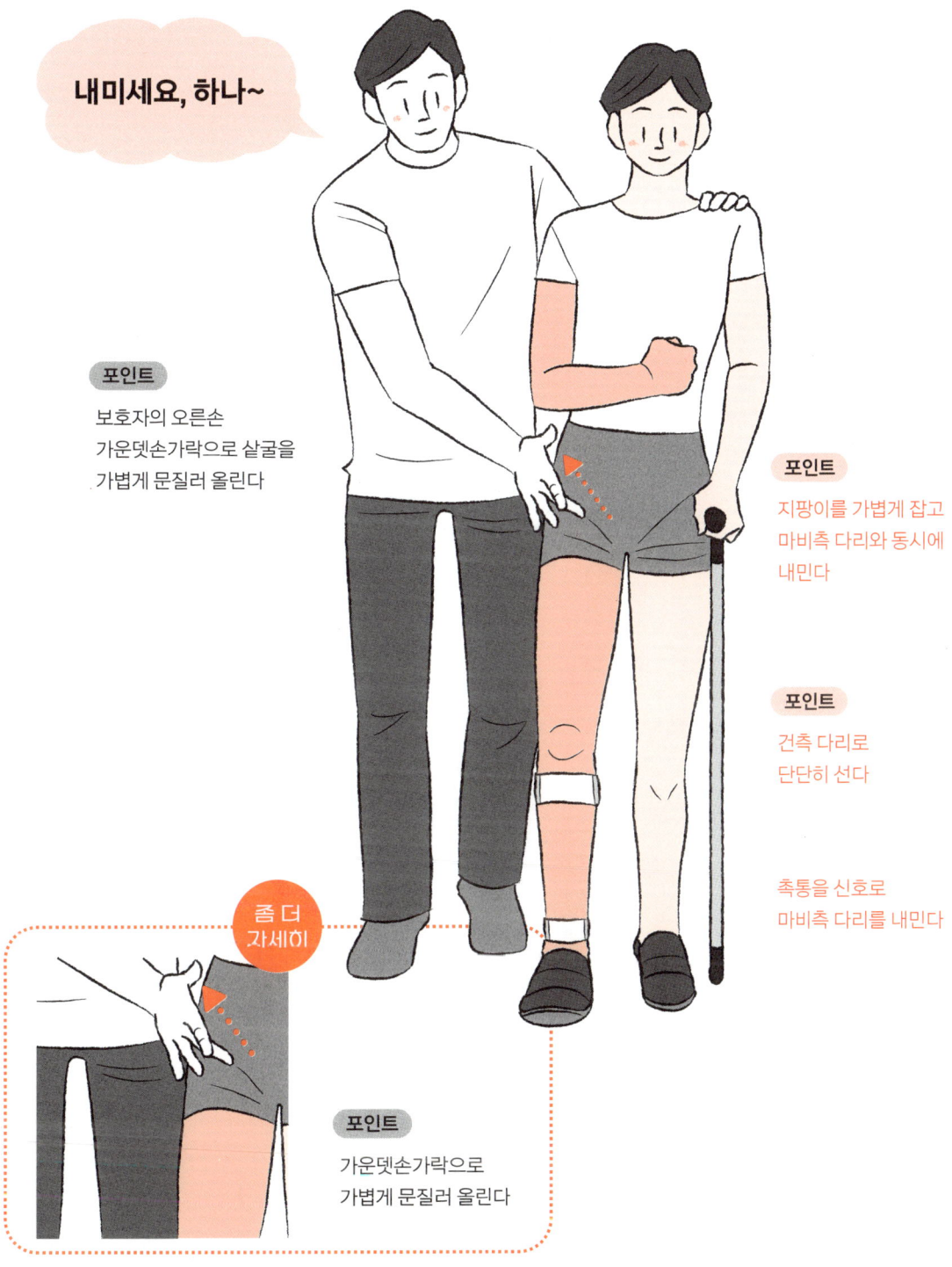

3 마비측 다리를 착지시킨다

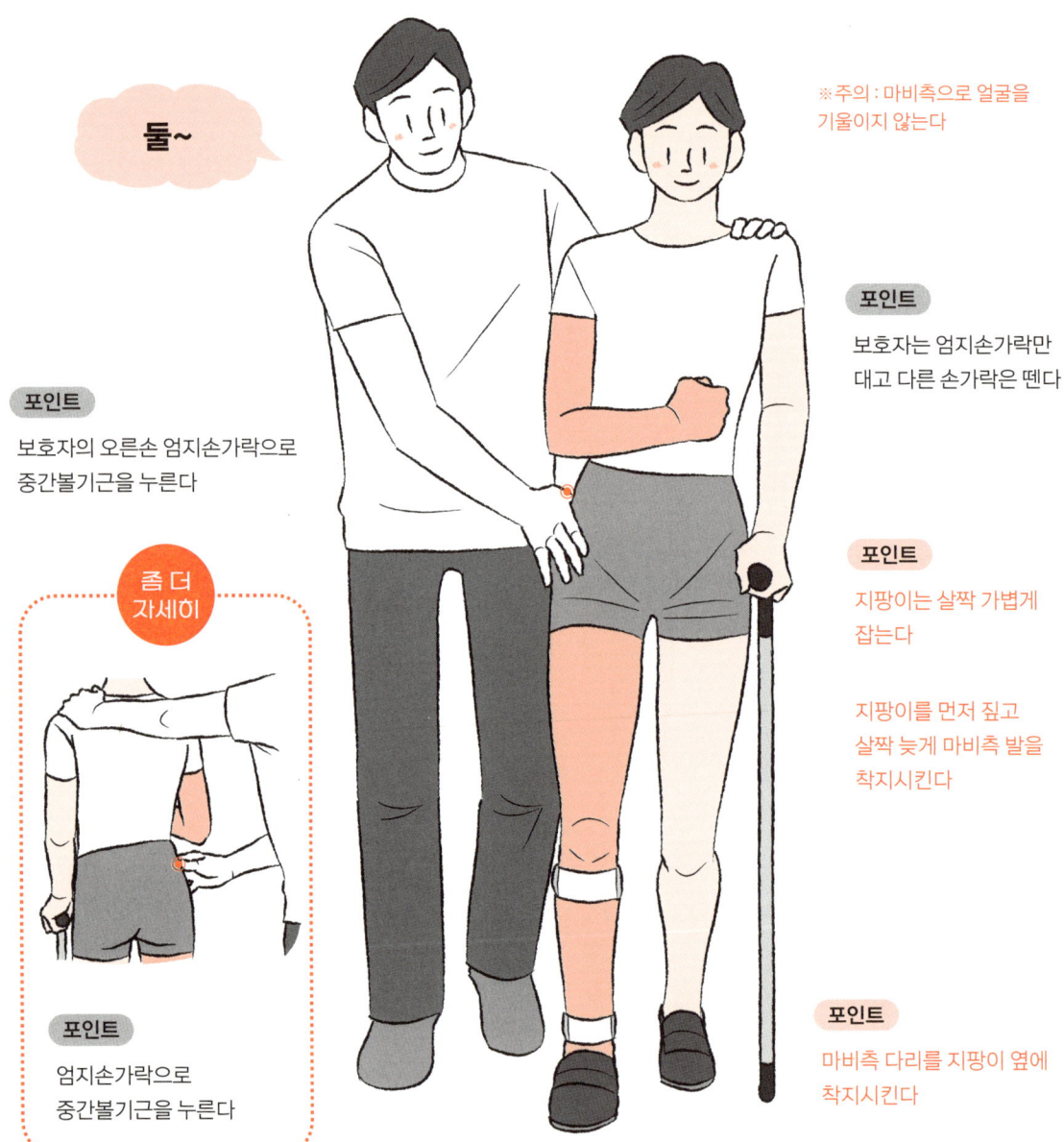

둘~

포인트
보호자의 오른손 엄지손가락으로 중간볼기근을 누른다

좀 더 자세히

포인트
엄지손가락으로 중간볼기근을 누른다

※주의 : 마비측으로 얼굴을 기울이지 않는다

포인트
보호자는 엄지손가락만 대고 다른 손가락은 뗀다

포인트
지팡이는 살짝 가볍게 잡는다

지팡이를 먼저 짚고 살짝 늦게 마비측 발을 착지시킨다

포인트
마비측 다리를 지팡이 옆에 착지시킨다

※ 마비측(우측) 팔다리는 진한 색으로 표시했다. 환자의 동작이나 포인트는 적색, 보호자의 동작이나 포인트는 검은색으로 표시했다.

4 건측 다리를 찬다

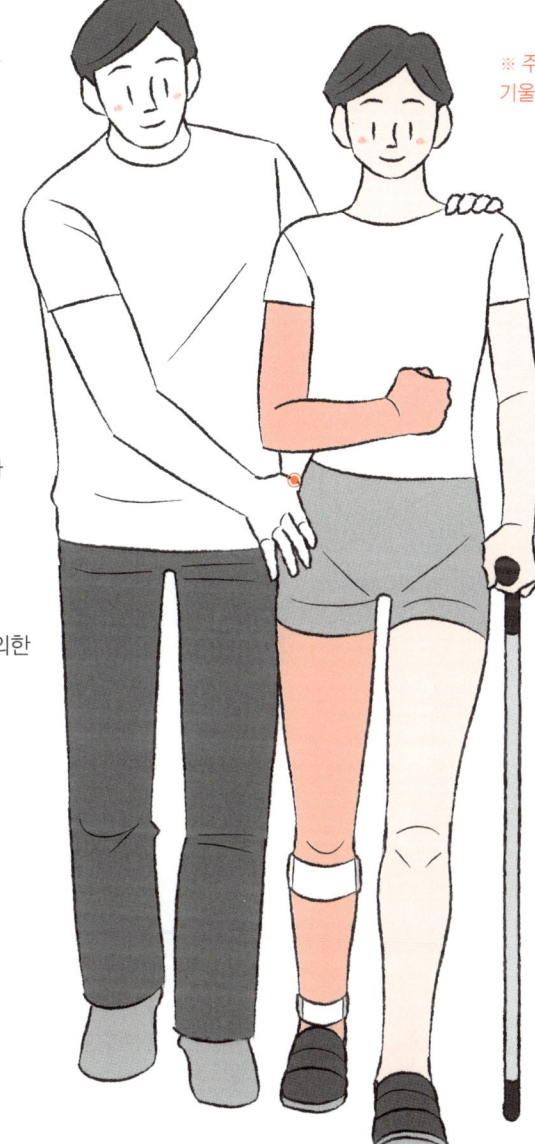

※ 주의 : 얼굴을 기울이지 않는다

포인트
보호자는 엄지손가락으로 중간볼기근을 계속 누른다

포인트
엄지손가락을 제외한 손가락은 뗀 채로

지팡이에 몸을 기대지 않도록 주의하며 건측 다리를 찬다

포인트
마비측 다리에 걸린 체중을 건측 다리에 조금 실어도 좋다. 마비측 다리로 차려고 하면 경직이 발생한다

※ 특별한 경우가 아니면, 왼쪽 마비는 위 그림과 좌우가 반대라고 생각하면 된다.

5 건측 다리로 서서 마비측 다리를 내민다

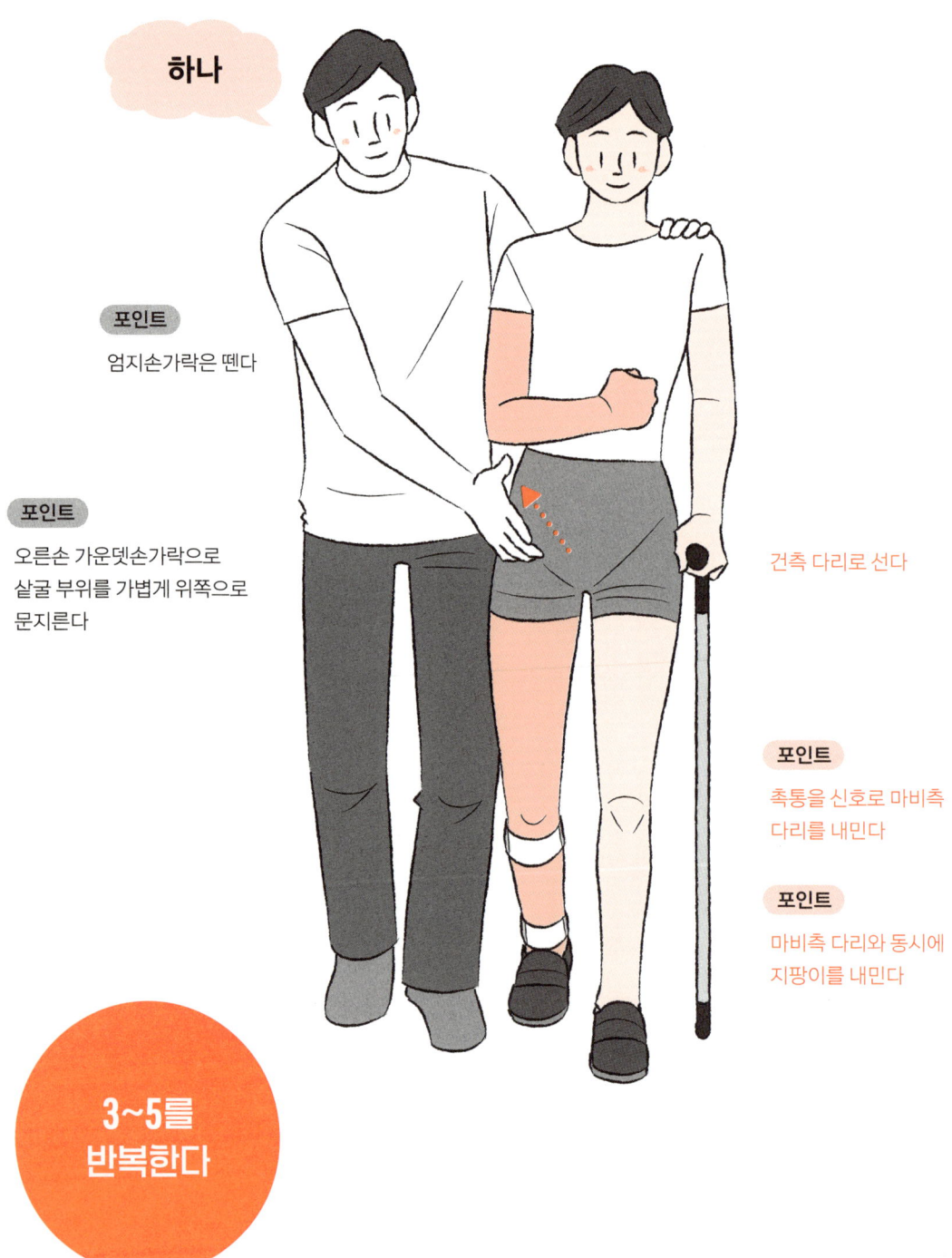

하나

포인트
엄지손가락은 뗀다

포인트
오른손 가운뎃손가락으로
샅굴 부위를 가볍게 위쪽으로
문지른다

건측 다리로 선다

포인트
촉통을 신호로 마비측
다리를 내민다

포인트
마비측 다리와 동시에
지팡이를 내민다

3~5를 반복한다

※ 마비측(우측) 팔다리는 진한 색으로 표시했다. 환자의 동작이나 포인트는 적색, 보호자의 동작이나 포인트는 검은색으로 표시했다.

걷기 트레이닝 **응용편**

하지 보조기를 벗었을 때 걷는 방법

씻을 때나 밤에 화장실에 갈 때처럼 하지 보조기를 벗어야 하는 경우가 있다.

이럴 때는 건측 다리로 서서 허리를 낮추고 엉덩이를 뒤로 빼서 걸으면 마비측 다리에 경직이 생기지 않으니 꼭 연습해두기 바란다. 마비측 발바닥이 바닥에 닿았다면 건측 다리로 차서 앞으로 나아간다.

준비
허리를 낮춰 마비측 무릎의 긴장을 푼다

포인트
허리를 낮추고 엉덩이를 뒤로 빼 마비측 다리를 내민다

포인트
마비측 다리의 긴장이 완화된 것을 확인한다

###
허리를 낮춘 채로 마비측 발바닥을 바닥에 착지시킨다

포인트
마비측 다리의 발바닥 전체를 착지시킨다

※ 주의 : 허리를 펴면 다리가 경직되므로 주의한다

###
발바닥 전체가 바닥에 닿았으면 건측 다리를 찬다

포인트
건측 다리를 찬다

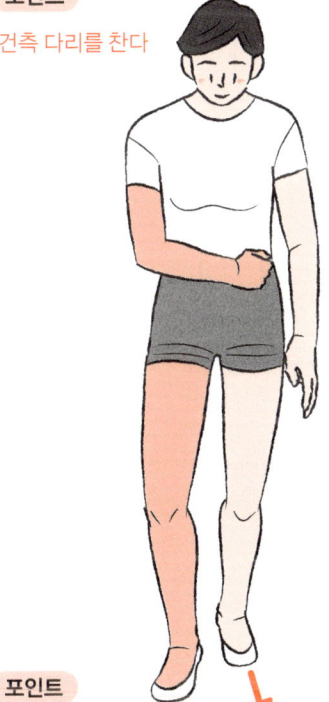

포인트
마비측 발바닥을 바닥에 완전히 닿게 한다

※ 특별한 경우가 아니면, 왼쪽 마비는 위 그림과 좌우가 반대라고 생각하면 된다.

걷기 트레이닝 응용편

계단 오르내리기

계단처럼 단차가 있는 곳을 내려갈 때는 '마비측 다리를 내린다 → 건측 다리를 내린다'의 순서로 이동한다. 올라갈 때는 '건측 다리를 올린다 → 마비측 다리를 올린다'의 순서로 한 계단씩 이동한다. 내려갈 때는 같은 순서로 뒤로 돌아서 이동하는 것이 좋다. 보호자가 있으면 보호자의 허벅지에 엉덩이를 대는 방법으로 넘어지는 것을 방지하면서 아래로 내려갈 수도 있다.

혼자서 계단 내려가기

마비가 없는 쪽 손으로 몸보다 조금 앞에서 손잡이를 잡는다
※ 주의 : 바로 옆 손잡이를 잡으면 몸이 회전하므로 주의한다

포인트
손잡이에 체중을 싣는다

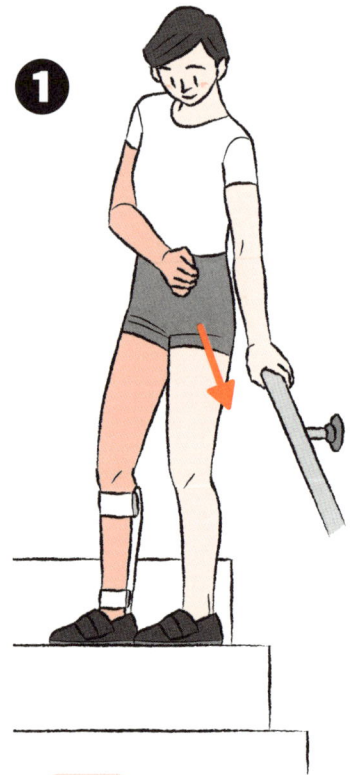

❶

포인트
마비가 없는 쪽을 진행 방향으로 한다

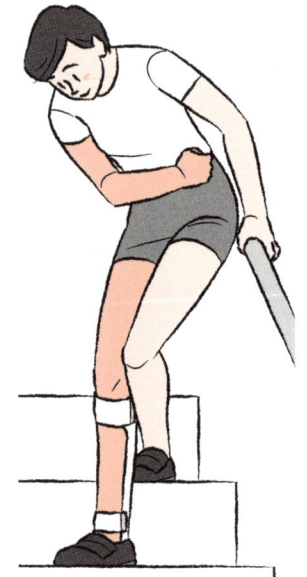

❷

포인트
마비측 다리 먼저 내린다.
얼굴을 숙이고 허리를 구부리면 마비측 다리의 경직이 완화된다.

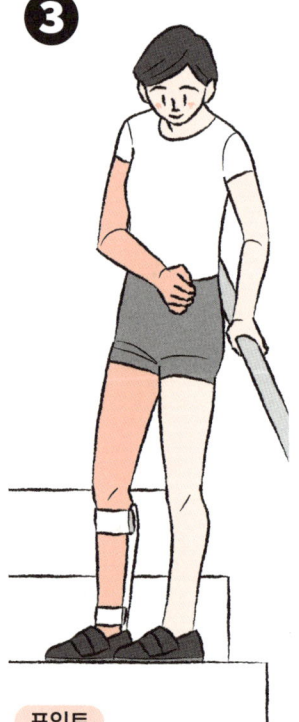

❸

포인트
건측 다리는 마비측 다리를 착지한 다음 내린다

※ 마비측(우측) 팔다리는 붉은색으로 표시했다.

혼자서 뒤로 내려오기

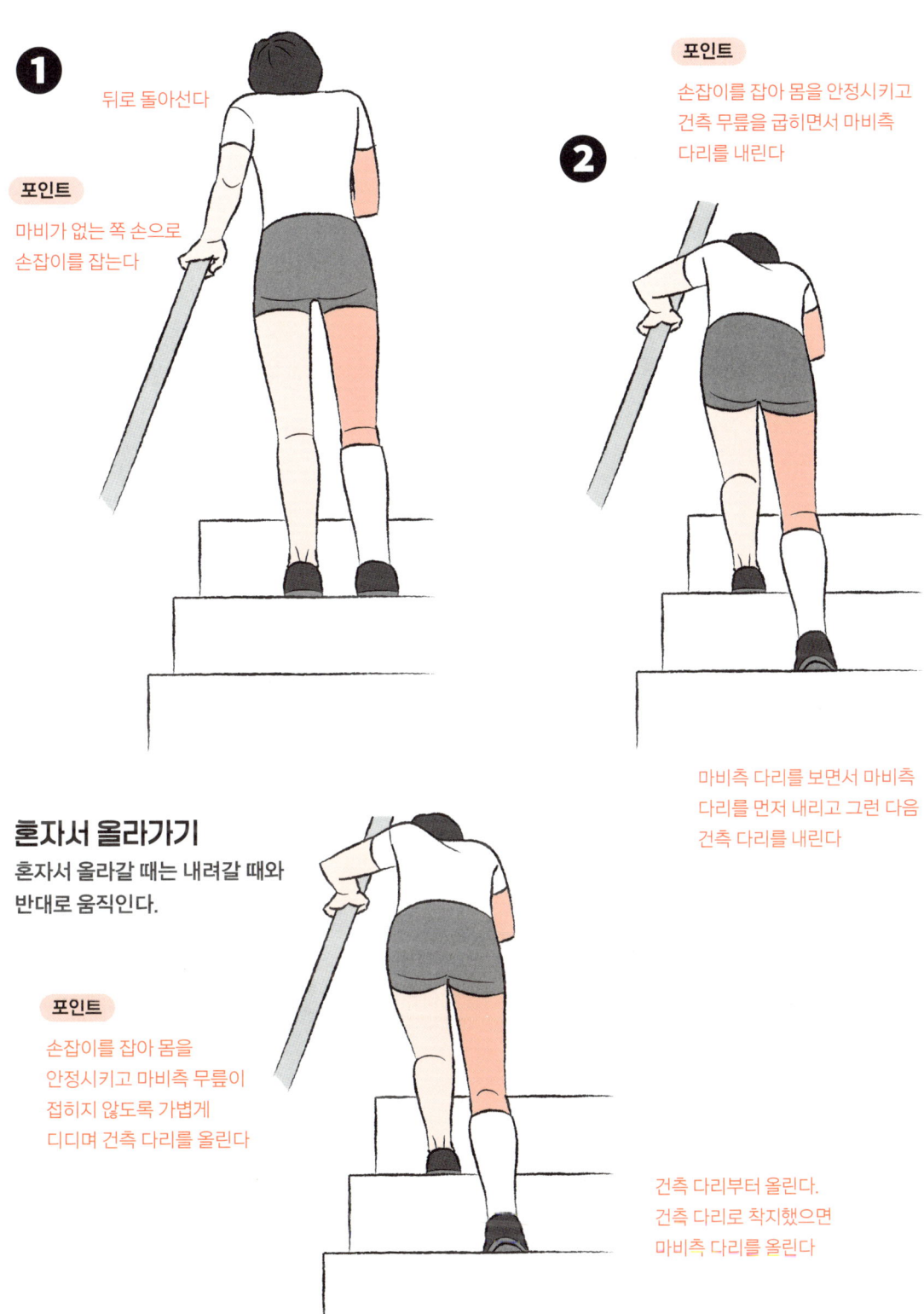

① 뒤로 돌아선다

포인트
마비가 없는 쪽 손으로 손잡이를 잡는다

포인트
손잡이를 잡아 몸을 안정시키고 건측 무릎을 굽히면서 마비측 다리를 내린다

②

마비측 다리를 보면서 마비측 다리를 먼저 내리고 그런 다음 건측 다리를 내린다

혼자서 올라가기

혼자서 올라갈 때는 내려갈 때와 반대로 움직인다.

포인트
손잡이를 잡아 몸을 안정시키고 마비측 무릎이 접히지 않도록 가볍게 디디며 건측 다리를 올린다

건측 다리부터 올린다. 건측 다리로 착지했으면 마비측 다리를 올린다

※ 특별한 경우가 아니면, 왼쪽 마비는 위 그림과 좌우가 반대라고 생각하면 된다.

보호자와 계단 내려가기

 준비

보호자는 두 계단 아래에 서서 발끝을 마비측과 같은 단에 올리고 무릎을 다리 사이에 넣는다. 보호자는 준비를 마쳤으면 "시작"이라고 말하고 지시한다.

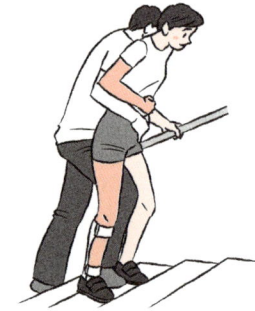

허리를 끌어당긴다

마비가 없는 쪽 손으로 손잡이를 잡는다

보호자의 허벅지에 엉덩이를 댄다

보호자의 허벅지에 엉덩이를 댄 채로 내려간다

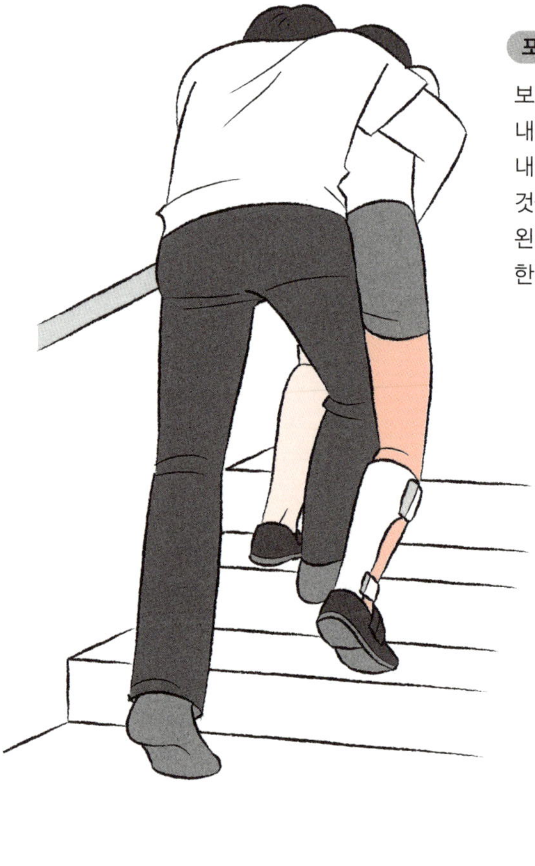

포인트

보호자는 환자에게 마비측 발을 내리고 그런 다음 건측 발을 내리게 한 뒤, 자세가 안정된 것을 확인하면 환자에게 왼발(건강한 쪽 발)을 한 계단 더 내려오게 한다.

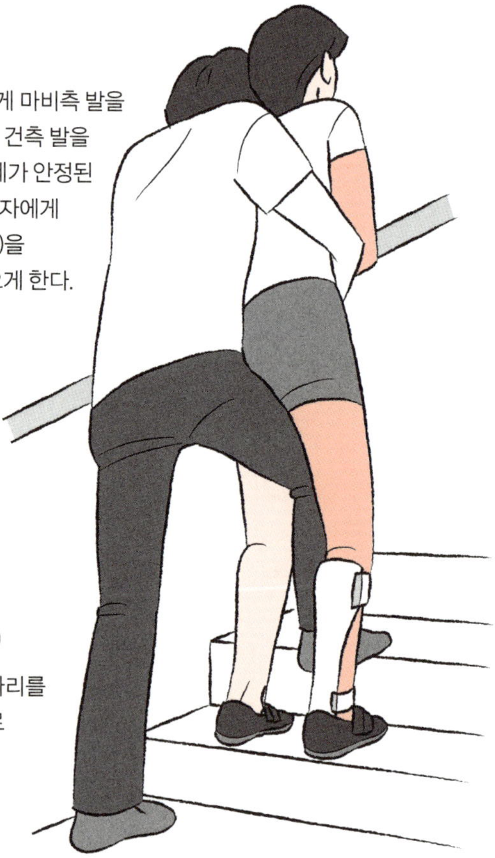

포인트

마비측 다리를 올린 채로

보호자의 허벅지에 엉덩이를 대면 마비측 무릎이 접히는 것을 방지할 수 있다

마비측 다리를 아래 칸에 착지했으면 스스로 건측 다리를 내린다

※ 마비측(우측) 팔다리는 붉은색으로 표시했다. 환자의 동작이나 포인트는 적색, 보호자의 동작이나 포인트는 검은색으로 표시했다.
※ 계단 오르기 보조 트레이닝은 보호자가 환자의 몸 전체를 지탱하므로, 연습할 때는 보호자 두 명이 함께 연습하여 넘어지는 사고가 발생하지 않도록 주의하기 바란다.

보호자와 계단 올라가기

 준비

보호자는 아래 계단에 서서 발끝을 환자가 서 있는 계단 한 칸 위에 올리고 무릎을 다리 사이에 넣는다

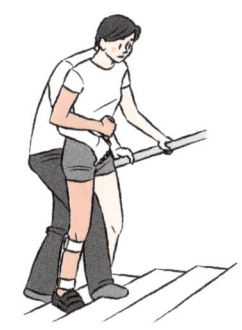

보호자의 허벅지에 엉덩이를 댄다

마비기 없는 쪽 손으로 손잡이를 잡는다

 보호자의 허벅지에 엉덩이를 댄다

 보호자의 허벅지에 엉덩이를 댄 채로 올라간다

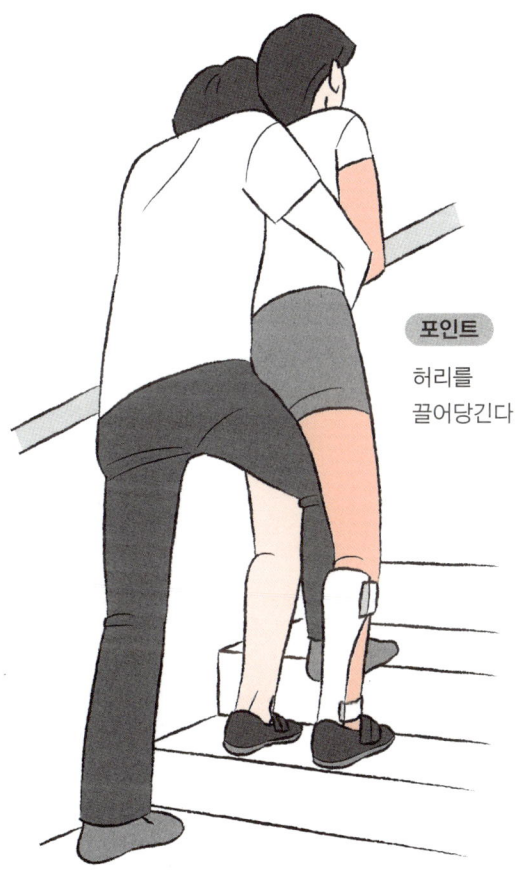

포인트

허리를 끌어당긴다

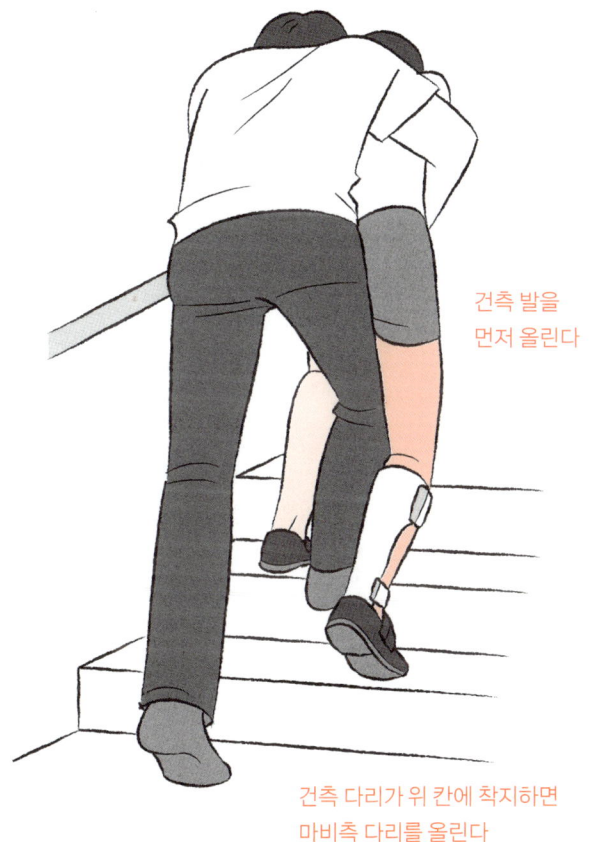

건측 발을 먼저 올린다

건측 다리가 위 칸에 착지하면 마비측 다리를 올린다

포인트

보호자는 건측 다리, 다음으로 마비측 다리가 안정적으로 올라간 모습을 확인하면 환자 스스로 왼발(건강한 쪽 발)을 한 칸 올라가게 한다

※ 특별한 경우가 아니면, 왼쪽 마비는 위 그림과 좌우가 반대라고 생각하면 된다.

〈걷기 트레이닝〉 체크!

여기까지 트레이닝 했다면 할 수 있는 동작을 체크해 보자.

할 수 있다=○ 조금 할 수 있다=△

걷기 전	지팡이와 하지 보조기를 사용한다.	
	건측 다리로 단단히 지지하고 선다.	
걸을 때	마비측 다리를 내밀 때 마비측 다리가 떠 있다.	
	마비측 다리를 착지할 때 경직이 생기지 않는다.	
	마비측 다리를 착지할 때 무릎이 접히지 않는다.	
	가위다리가 되지 않는다.	
	목이 구부러져 있지 않다.	
	상체가 좌우로 흔들리지 않는다.	
	천천히라도 2동작 보행이 가능하다.	
	리듬감 있게 걸을 수 있다.	

○가 7개 이하면 〈체간을 움직이는 트레이닝〉을 다시 검토하자.
○가 8개 이상이면 〈걷기 트레이닝〉은 달성한 셈이다.

할 수 있는 동작이 많아지도록 트레이닝을 매일 하도록 하자.

지팡이와 하지 보조기 고르는 법·사용법

편마비가 있는데도 지팡이나 하지 보조기를 사용하지 않는 것은 좋을 게 하나도 없다. 오히려 급성기 및 회복기의 조기에 지팡이나 하지 보조기를 사용해야 회복이 빠르다. 지팡이나 하지 보조기를 사용하지 않으면 넘어진다, 하지의 경직이 심해진다, 관절이 변형된다, 발목관절이 바닥쪽으로 굴곡된다, 보행 속도가 떨어진다, 몸을 흔든다, 걸음걸이가 나쁘다…와 같은 폐해가 발생한다.

지팡이와 하지 보조기를 사용하면 마비 증상이 더 두드러져 보인다는 이유로 사용을 거부하는 사람이 있다. 그런데 이런 보조 도구를 사용하지 않으면 보행 이상이 더 눈에 띈다는 사실을 환자 본인은 깨닫지 못한다.

또는 '하지 보조기는 재활할 때만 사용해야겠다', '발병한 지 반년이 지났으니까 슬슬 지팡이 짚고 걸어봐야겠다'와 같은 자기 판단도 금물이다. 그리고 지팡이를 다른 종류로 변경할 때도 전문가의 의견을 확인해야 한다.

지팡이 쥐는 법

지팡이는 발 위치와 같은 위치에서 기울이지 말고 직각으로 짚어야 합니다.

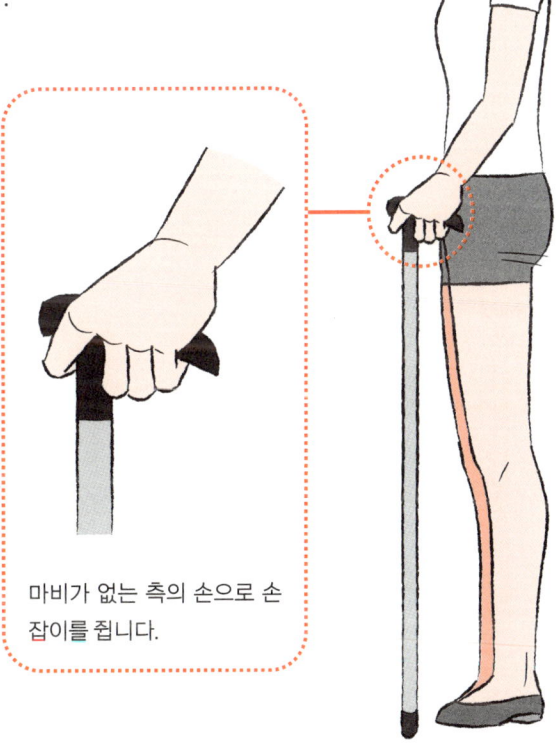

마비가 없는 측의 손으로 손잡이를 쥡니다.

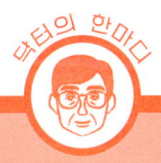

닥터의 한마디

마비의 정도와 타입에 따라 지팡이와 보조기구의 선택법은 달라진다. 어떤 것이 맞는지는 그 사람을 잘 아는 물리치료사에게 상담하는 것이 최고이다. 하지만 지팡이도 보조기구도 사용하지 않는 보행이나 건강했을 때와 같은 수준의 보행을 목표로 하는 재활은 잘 안 되고, 반드시 무리가 생긴다. 본인이 '이것이라면 마비가 있어도 즐겁게 걸을 수 있다'라는 생각을 갖도록 하자.

여기서는 대표적인 지팡이를 소개한다. 보조기는 무릎 아래에 착용하는 '단하지 보조기'와 마비측 다리 전체를 지지하는 '장하지 보조기'가 있으며, 플라스틱 재질로 외출 시에 착용하는 유형이 있고, 금속 지주가 부착되어 그대로 신발에 착용할 수 있는 유형이 있다.

양다리에 길이 차이가 있는 경우는 깔창을 건측 발 쪽에 끼고 길이를 맞추는 것을 추천한다. 이 경우에도 전문가의 의견을 따르는 것이 좋다.

지팡이의 종류

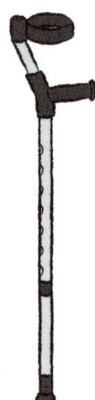

로프스트랜드 목발

팔로 지지해 그립을 잡는 타입이다. 팔꿈치부터 아래가 고정되기 때문에 지지력이 좋으며, 나아갈 때 동작을 멈추지 않고 사용할 수 있다. 2동작 보행 시에 불안정한 경우는 T자 지팡이보다 도움이 된다.

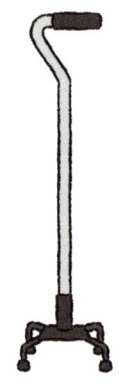

4점 지팡이

4개의 지점에서 지지하지만, 네 지점의 사이가 좁아 안정성이 부족하다. 바닥에 수직으로 짚어야 하므로 2동작 보행을 부드럽게 하고 싶은 사람에게는 추천하지 않는다. 단차가 있는 곳에서의 보행에도 적합하지 않다.

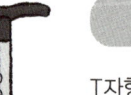

T자형 지팡이

T자형의 1점 지지 유형으로 재질과 디자인 종류가 다양하다. 좁은 지지면으로 체중을 지지하므로 마비가 비교적 가벼운 사람에게 추천한다. 또한, 사용 방법에 따라서는 보행의 개선을 방해할 수도 있으니 올바른 사용법을 습득하도록 하자.

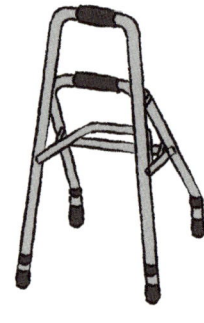

워커

4개의 지지면을 가진 사다리꼴 보행 보조기구로 안정감이 있으므로 서 있는 자세가 불안정하거나 마비가 심한 사람에게 추천한다. 침대와 의자에서 일어나거나 보행 시 마비가 없는 쪽에서 잡고 몸을 지지한다.

하지 보조기의 종류와 사용법

플라스틱형 단하지 보조기

플라스틱 재질로 발목관절을 발등굽힘시킨 상태에서 발바닥부터 종아리까지 고정해 마비측 다리를 지지한다. 발끝이 위를 향하기 때문에 걸을 때 넘어지지 않는다. 외출할 때는 이 위에 신발을 신는다.

장하지 보조기

허벅지에서 발바닥에 걸쳐 마비측 다리 전체를 지지한다. 무릎이 꺾이는 걸 방지하고 대퇴부를 분리하면 단하지 보조기로 사용할 수 있다. 마비 증상이 심해도 조기부터 사용하면 보행 기능을 개선할 수 있다.

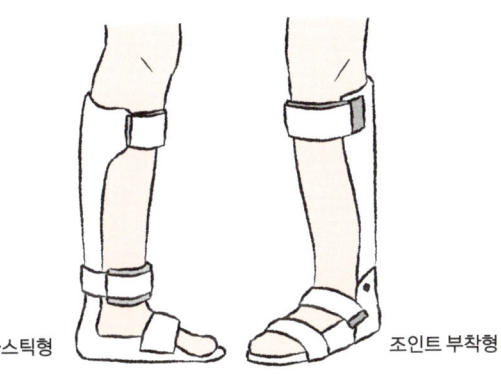

플라스틱형   조인트 부착형

조인트 부착형 단하지 보조기

발목 부분에 조인트가 있어서 등쪽 방향의 가동성을 넓혀 바닥쪽굽힘하기 쉬운 발목관절의 움직임을 제어한다. 따라서 조인트 없는 단하지 보조기보다 원활한 중심 이동으로 의자에서 일어설 수 있다.

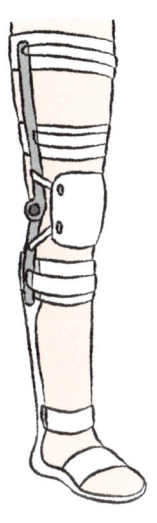

깔창

하지 보조기를 착용하면 그 두께만큼 마비측 다리가 건측 다리보다 길어져서 걷기가 어려워진다. 따라서 건측 다리에 깔창을 끼워 다리 길이를 조절한다. 또한 마비측 다리의 경직이 강해서 마비측 다리로 서 있을 때 발뒤꿈치가 들리는 경우는 중심이 앞으로 쏠리기 쉬우므로 마비측 발뒤꿈치를 높인다.

금속지주부착형 하지 보조기

마비측 다리를 금속 재질의 지주로 지지하는 유형으로 복사뼈의 쇠붙이를 조절함으로써 다리 관절의 가동영역을 바꾼다. 그대로 신고 외출할 수 있는 신발형이다.

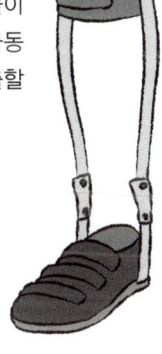

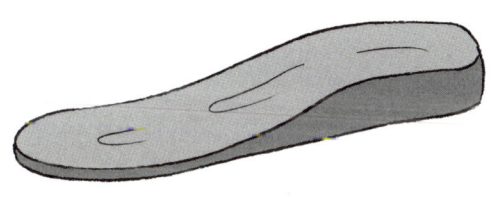

끝마치며

저는 수많은 뇌졸중 환자의 재활을 담당했습니다만, 기대만큼 좋은 성과를 얻지 못하고 안타깝게 끝나는 경우를 많이 봤습니다. 특히 몇 번이나 설명하고 설득했는데도 하지 보조기나 지팡이를 사용하지 않아서 보행 개선이 어렵고 근육 경직으로 괴로워하는 분들을 보면 그저 안타까울 따름입니다.

환자들이 보조기나 지팡이 사용을 꺼리는 이유는 대체로 다음과 같습니다.

(1) 보조기나 지팡이(이하 '보조기구'라고 칭함)의 사용을 권하지 않는 재활원이 있다.
(2) 보조기구를 사용하면 마비 증상을 개선하기 어렵다고 생각한다.
(3) 한번 사용하기 시작하면 평생 사용해야 한다고 생각한다.
(4) 장애인으로 보이는 것이 싫다.

하지만 보조기구를 사용하지 않으면 재활 치료 효과를 얻기 어렵다는 사실은 이미 많은 연구를 통해 밝혀졌습니다. 마비로 인해 보행이 어렵고 일상생활 활동에도 많은 제약이 따릅니다. 또한, 보조기구를 사용하지 않으면 편마비가 있는 다리뿐만 아니라 팔까지 강한 경직을 발생시켜 회복에 악영향을 끼칩니다.

보조기구는 마비나 경직의 정도, 보행 시 특징 등에 맞춰 변경하고 조절합니다. 보행 능력을 유지하기 위해 평생 사용해야 하는 것도 있습니다. 우리가 근시나 노안이 왔을 때 안경을 쓰는 것과 동일한 원리입니다. 환자는 보조기구를 이용해 걸으면 타인의 이목을 받기 쉽다고 생각하지만, 사실 보조기구 없이 아슬아슬하게 걷는 모습이 더 시선을 끕니다.

최근 편마비에 대한 재활 치료의 입장도 바뀌었습니다. 뇌과학이 진보함에 따라, 신경 세포가 파괴되더라도 살아남은 신경 세포가 역할을 대신하는 능력인 '가소성'이 있다는 사실이 밝혀졌습니다. 마비된 팔다리의 운동을 개선하기 위해서는 뇌 가소성을 살려 신경회로에 새로운 역할을 분담시키거나 신경회로를 강화하기 위해 마비된 팔다리의 움직임을 반복하는 것이 필요합니다. 그러나 최선의 치료를 했다고 해서 극적으로 마비가 개선된다고는 할 수 없으므로 유연한 대응이 필요합니다.

뇌졸중 발병 후에 중요한 것은, 즐겁고 인간다운 삶을 되찾는 것입니다. 마비된 손발을 일상생활에서 유용하게 움직일 수 있도록 한다면 생활의 질이 개선될 뿐만 아니라 의욕적인 훈련에도 도움이 됩니다.

발병 후 6개월 이상이 지난 유지기라도 재활의 원칙인 잔존 기능 강화(건측 강화: 반복 기립 훈련, 우세손 교환), 보조 수단 획득(휠체어, 하지 보조기나 지팡이를 이용한 보행, 한 손으로 일상생활 활동)의 토대 위에 조금이라도 '도움이 되는 손발', '편안하고 안정적인 2동작 보행'을 목표로 훈련에 임하는 것은 의미가 있습니다. 그러므로 환자가 치료사에게 '이 책에 나온 방법으로 관절 운동을 시켜달라'고 부탁하거나, 나아가 재활 치료 수준을 높여달라고 요구하는 방법도 있습니다. 이 책에 나온 촉통반복요법은 뇌졸중 후유증으로 마비를 겪은 환자들에게 적극 권장할 만한 치료법이기 때문입니다. 촉통반복요법에 관심을 갖는 분들이 늘어나는 이유이기도 합니다.

이 책에서 소개한 촉통반복요법은 먼저 마비된 손발을 치료자(보호자, 간호인, 가족)가 능숙하게 조절하여 환자가 의도한 대로 움직임을 줌으로써, 뇌졸중으로 손상된 신경회로의 역할을 대신하는 신경회로를 찾을 수 있습니다. 그런 다음 그 운동을 반복하면 기능 회복에 필요한 신경회로를 강화할 수 있습니다.

유용함 측면에서 생각해 보면, 다리로 버티는 힘이 100킬로그램일지라도 구부릴 수 없는 다리보다, 버티는 힘이 50킬로그램일지라도 구부리는 힘이 10킬로그램인 다리가 더 편하게 걷는 데 도움이 됩니다. 생각한 대로 움직일 수 있고, 근력도 어느 정도 키웠다면, 저주파 전기 자극을 이용해 속도를 높일 수 있습니다.

보호자가 제대로 된 방법으로 트레이닝을 실시했는데도 움직임이 개선되지 않는다면, 대뇌의 신경회로가 크게 손상되었거나, 대뇌에서 척수, 근육으로 흥분을 전달하는 신경회로의 흥분 정도가 낮아서일 수도 있습니다. 저주파 전기 자극이나 전동 마사지기는 대뇌의 흥분이 목적 근육에 수축을 일으키도록 도와주므로 이러한 가정용 기구를 함께 사용하는 것도 좋습니다.

전동 마사지기를 사용할 때는 먼저 마비측 팔다리를 움직여 진동 자극 전의 상태를 확인해야 합니다. 그런 다음 뼈가 튀어나온 부분을 피해 근육을 자극해 움직임을 살펴보세요. 근육의 경직이나 통증이 감소하고 움직임이 조금 편해진다면 성공입니다. 마비측 팔을 따뜻하게 하는 것도 근육의 경직을 감소시켜 움직임이 편해지므로, 트레이닝을 하기 전에 따뜻한 물에 손발을 5~10분간 담그거나, 따뜻한 물수건으로 데워주면 도움이 될 것입니다.

　환자마다 마비의 정도나 겪는 어려움은 다르겠지만, 일단 편하고 안정적인 보행을 위해서는 훈련의 우선순위를 생각해야 합니다. 그리고 매일 가족끼리만 훈련하다 보면 마비측 팔의 움직임이 좋아졌는데도 깨닫지 못하는 경우가 있습니다. 몇 개월에 한 번씩이라도 좋으니 반드시 작업치료사나 물리치료사에게 정기적으로 평가를 받기 바랍니다. 전문가의 조언과 객관적인 평가는 가족에게 큰 도움이 될 뿐만 아니라 치료 방법의 개선으로 이어질 것입니다.

　이 책이 손발의 마비를 조금이라도 회복시켜, 그 불편함을 어떻게든 해결하고자 노력하는 분들에게 도움이 되기를 바랍니다.

가와히라 가즈미

옮긴이 장하나

대학에서 법학과 물리치료학을 전공하고 현재 엔터스코리아에서 일본어 번역에 힘쓰고 있다.
역서로는 《경락 경혈 치료 교과서》《불로장수 절대원칙 82》《바른자세 홈필라테스 92》《말초혈관을 단련하면 혈압이 쑥 내려간다》《과자 중독에서 벗어나는 방법》《강한 근육 일러스트 테크닉》《인간 실격》《사양》《달려라 메로스》《세계사를 뒤바꾼 가짜뉴스》《타고난 운을 바꿔드립니다》《태양빛을 먹고 사는 지구에서 살아남으려고 눈을 진화시켰습니다》 등이 있다.

뇌졸중 발·다리 재활 교과서
누우면 죽고 움직이면 산다

1판 1쇄 펴낸 날 2025년 8월 12일

감수 가와히라 가즈미
옮긴이 장하나
주간 안채원
편집 윤대호, 채선희, 윤성하, 장서진
디자인 김수인, 이예은
마케팅 함정윤, 김희진

펴낸이 박윤태
펴낸곳 보누스
등록 2001년 8월 17일 제313-2002-179호
주소 서울시 마포구 동교로12안길 31 보누스 4층
전화 02-333-3114
팩스 02-3143-3254
이메일 bonus@bonusbook.co.kr
인스타그램 @bonusbook_publishing

ISBN 978-89-6494-756-2 03510

• 책값은 뒤표지에 있습니다.